国家卫生健康委员会"十四五"规划教材

全国中等卫生职业教育教材

供医学检验技术专业用

医学遗传学

第 2 版

主　编　李　强

副主编　刘文芳　江新华

编　者　（以姓氏笔画为序）

元俊鹏（山东省莱阳卫生学校）

仲小虎（安徽省淮北卫生学校）

刘　鹏（赣南卫生健康职业学院）

刘文芳（山东省临沂卫生学校）

江新华（安徽省淮南卫生学校）

李　强（安徽省淮北卫生学校）

庞红梅（山东省青岛卫生学校）

莫丽平（广西医科大学附设玉林卫生学校）

人民卫生出版社
·北　京·

图书在版编目（CIP）数据

医学遗传学 / 李强主编 . —2 版 . —北京：人民
卫生出版社，2022.12（2023.11 重印）
ISBN 978-7-117-34329-9

Ⅰ. ①医…　Ⅱ. ①李…　Ⅲ. ①医学遗传学　Ⅳ.
①R394

中国版本图书馆 CIP 数据核字（2022）第 250836 号

人卫智网	www.ipmph.com	医学教育、学术、考试、健康， 购书智慧智能综合服务平台
人卫官网	www.pmph.com	人卫官方资讯发布平台

医学遗传学
Yixue Yichuanxue
第 2 版

主　　编：李　强
出版发行：人民卫生出版社（中继线 010-59780011）
地　　址：北京市朝阳区潘家园南里 19 号
邮　　编：100021
E - mail：pmph @ pmph.com
购书热线：010-59787592　010-59787584　010-65264830
印　　刷：人卫印务（北京）有限公司
经　　销：新华书店
开　　本：850×1168　1/16　印张：13
字　　数：277 千字
版　　次：2017 年 6 月第 1 版　　2022 年 12 月第 2 版
印　　次：2023 年 11 月第 2 次印刷
标准书号：ISBN 978-7-117-34329-9
定　　价：49.00 元
打击盗版举报电话：010-59787491　E-mail: WQ @ pmph.com
质量问题联系电话：010-59787234　E-mail: zhiliang @ pmph.com
数字融合服务电话：4001118166　E-mail: zengzhi @ pmph.com

修订说明

为服务卫生健康事业高质量发展，满足高素质技术技能人才的培养需求，人民卫生出版社在教育部、国家卫生健康委员会的领导和支持下，按照新修订的《中华人民共和国职业教育法》实施要求，紧紧围绕落实立德树人根本任务，依据最新版《职业教育专业目录》和《中等职业学校专业教学标准》，由全国卫生健康职业教育教学指导委员会指导，经过广泛的调研论证，启动了全国中等卫生职业教育护理、医学检验技术、医学影像技术、康复技术等专业第四轮规划教材修订工作。

第四轮修订坚持以习近平新时代中国特色社会主义思想为指导，全面落实党的二十大精神进教材和《习近平新时代中国特色社会主义思想进课程教材指南》《"党的领导"相关内容进大中小学课程教材指南》等要求，突出育人宗旨、就业导向，强调德技并修、知行合一，注重中高衔接、立体建设。坚持一体化设计，提升信息化水平，精选教材内容，反映课程思政实践成果，落实岗课赛证融通综合育人，体现新知识、新技术、新工艺和新方法。

第四轮教材按照《儿童青少年学习用品近视防控卫生要求》（GB 40070—2021）进行整体设计，纸张、印刷质量以及正文用字、行空等均达到要求，更有利于学生用眼卫生和健康学习。

前　言

为全面落实党的二十大精神进教材要求，适应中等职业教育改革与发展的需要，我们启动了本教材的修订工作。本次修订秉持"为党育人、为国育才"的使命，按照"就业导向、类型教育并重"的卫生职业教育人才培养要求，坚持"三基、五性、三特定"编写指导思想与基本原则，编写中在注重适应新时期职业教育新发展、新要求，满足中职学科教学现实需求的同时，关注对学生主体地位的尊重，适应学生自主学习的需求。

在教材内容设计、结构安排、编写风格方面，注重职业精神和核心素养的培养，凸显医学遗传学课程特点。基于"课程生态"理念，做好知识模块上的"到位"与技能模块上的"补位"，做好课程的纸质教材与数字资源的联接，积极运用现代信息技术手段，使教材更加生活化、情景化、形象化、动态化，建构立体化、数字化的课程教育教学资源。为适应现代信息技术的发展和"三教改革"的现实需求，教材采用案例引导模式激发兴趣，章中设置知识拓展等推进探究，章末设置小结和思考与练习强化的系统设计，体例活泼新颖，有利于教师教学的引导和促进、学生学习的探究和提升，促进学习的生活化、智能化。

在编写过程中，我们得到了各位编者所在单位的大力支持，所有编者付出极大心血，在此一并表示崇高的敬意和诚挚的感谢！由于编者的知识、水平所限，教材中存在不足，诚请读者提出意见和建议，使本教材得到改进与提升。

李　强

2023 年 9 月

目　录

第一章 ｜ 绪论

01章 数字内容

"天地玄黄，宇宙洪荒。日月盈昃，辰宿列张。"《千字文》的开篇就生动地描述了人类对自然的不断探索。随着科技飞速发展，中国人历史性地实现了"蛟龙探海""嫦娥探月""天宫出差"等伟大梦想，医学遗传学也取得了迅猛发展，成为一门涉及数千种遗传疾病的基础理论和临床实践的重要科学分支。新时代人们对美好生活的需求离不开健康的体魄，也要求卫生健康工作者掌握医学遗传学的知识、技能，具有一定的遗传疾病知识宣讲、遗传咨询等能力，并为新知识的学习和能力的提升奠定基础，以更好地适应新时代生命科学特别是现代医学的发展。

在浩瀚的宇宙中，人类生存的这个蔚蓝色星球是目前确知的唯一存在生命的乐园。在我们周围充满勃勃生机的世界，人们可以看到丰富多彩的生命现象：有花开高岗的绚丽，有绿草如茵的静寂，有鹰击长空的壮美，也有鱼翔浅底的嬉戏。认识生命的本质，探索生命的秘密，呵护生命的健康，是对医药卫生专业学生的基本要求，也是学习和掌握医学遗传学知识与技能的基础。

第一节 生命的基本概念

目前地球上现存的生物约有 200 多万种，其中已命名的约有 141.3 万种。我们生活的大千世界遍布着形形色色的生命体：有大到海洋中生活的"巨无霸"蓝鲸，有小到与我们朝夕相处、借助显微镜才能发现的微生物，有多到难以计数的蚁群、鱼群，有少到几近灭绝、需要人类保护的大熊猫、朱鹮、东北豹……它们都有"活力"，都能够体现出生命现象。

一、生命现象与生物

何谓生命？诗人说："生命是海水中的船，船在波浪中飘行……"生理学认为：生命是具有进食、代谢、排泄、呼吸、运动、生长、生殖和反应性等功能的系统……其实，生命运动与我们常见的物理变化、化学变化等运动形式没有本质的区别，只不过生命是运动的较高级形式而已。

具有生命现象的物体被称为生物，而没有生命现象的物体则为非生物。生物可以体现出各种各样的生命现象，即具有各种生物的基本特征。

二、生物的基本特征

（一）物质组成的同一性

生命是由物质组成的，物质是生命运动的基础。组成各种生物的化学元素非常相似，具有高度的同一性；同时，没有发现只存在于生物体而非生物中没有的特殊元素，这说明组成生物体的元素来自于自然界。这些基本化学元素可以组成简单的无机化合物（如水、无机盐等）、有机小分子（如单糖、脂类、氨基酸、核苷酸等），也可以形成核酸、蛋白质、多糖等生命大分子（表1-1），表明了生命与非生命物质的高度同一性。

表1-1　生命的物质组成

生物	有机物	生命大分子	蛋白质、核酸等	来自自然界的C、H、O、N、P、S等元素
		有机小分子	单糖、氨基酸、核苷酸等	
	无机物	无机化合物	水、无机盐等	

（二）基本组成单位的相似性

尽管生物体千差万别，但都是由基本单位——细胞构成的。细胞是生物体形态结构和功能的基本单位。在细胞中，生物体表现出高度的统一性，具体表现如下：

1. 化学元素相同　组成生物体的基本元素有 C、H、O、N、P、S、Cl、K、Ca、Na、Mg 等大量元素（常量元素）和 Fe、Mn、Zn、Cu、Co、I、Se 等微量元素。

2. 分子组成相同　各种生物所含无机化合物（水、无机盐等）、有机化合物（糖类、脂类、氨基酸等）在各种生物中基本相同，组成生物大分子的蛋白质和核酸的基本单位基本相同。

3. 遗传物质都为核酸　脱氧核糖核酸（DNA）是大部分生物的遗传物质，个别低等生物为核糖核酸（RNA），各种生物通用遗传密码。

4. 酶成分及能量储存物质相同　酶是催化生物体内各种代谢反应的特殊蛋白质，ATP（或 GTP）是细胞内供能分子。

由细胞构成的生物称为细胞生物（cellular life），可以是由单个细胞形成的单细胞生物，如细菌、单细胞藻类等，也可以是由众多细胞组成的多细胞生物（表1-2）。

表1-2　生物的组成类型

生物	细胞生物	单细胞生物	细菌、单胞藻等
		多细胞生物	动物、植物等
	非细胞生物		病毒、类病毒等

当然，自然界中也有少数生物没有细胞结构，被称为非细胞生物（non-cellular life），如病毒（virus）、类病毒（viroid）等。它们常借助于宿主细胞进行生命活动。

（三）新陈代谢

新陈代谢（metabolism）简称代谢，是指生物体通过不断地与周围环境进行物质和能量的交换，以完成自我更新的过程。新陈代谢包括同化作用和异化作用两个过程。

同化作用（assimilation）又称合成代谢，是指生物体把从外界环境中获取的营养物质转变成自身的组成物质，并且储存能量的变化过程。

异化作用（dissimilation）又称分解代谢，是指生物体能够把自身的一部分组成物质加以分解，释放出其中的能量，并且把分解的终产物排出体外的变化过程。

新陈代谢是生物最基本的特征之一，也是生物与非生物最本质的区别。

（四）生长发育

生长与发育是生物个体发育的基础。在新陈代谢基础上，所有生物都要经历个体体积增大、重量增加、结构功能复杂化并逐步趋于成熟的个体发育（ontogenesis）过程。

生长（growth）是指生物体同化作用大于异化作用时体积增大、重量增加的现象。

发育（development）是指生物体伴随着生长，结构和功能从简单到复杂并趋于完善的过程。

在个体发育过程中，生长和发育是密切相关的两个过程，生长是发育的物质基础，而发育是生长的必然结果。如把生长看作为一种"量变"积累，个体发育则可以理解为"质变"必然。当生物体异化作用大于同化作用时，生物体将经历体积缩减、重量减少、机体结构与功能日渐衰退的个体衰老过程，直至生命活动终止、死亡。

（五）生殖

生殖（reproduction）是指当生物体生长发育成熟时能够产生与自身相似的新个体的现象。生殖是物种延续的基础，生殖方式大致可以分为无性生殖和有性生殖两大类。

无性生殖（asexual reproduction）是指不需要经过性细胞（配子）的结合而产生新个体的生殖方式。常见的有分裂生殖（如细菌等）、出芽生殖（如水螅等）、孢子生殖（如根霉菌等）、营养生殖（如利用植物的根、茎、叶等营养器官进行繁殖等）。

有性生殖（sexual reproduction）是指通过亲体产生的生殖细胞结合而生成新个体的生殖方式。常见的有同配生殖、异配生殖、卵式生殖等。由于有性生殖过程中遗传物质发生重组,后代可以发生一定程度的遗传变异,从而推动生物进化。自然界中只有生物具繁衍后代的能力,生殖是生物最基本的特征之一。

（六）遗传变异

生物在生殖时总会发现亲代与子代之间具有相似性,背后的原因在于遗传在发挥作用。遗传（heredity）是指生物体上一代（或亲代）的特征在下一代（或子代）中重新出现的现象。正如谚语所说:"种瓜得瓜,种豆得豆。"而变异（variation）则是指生物体亲代和子代之间、子代个体之间的差异。谚语有"一母生九子,九子各不同",讲的就是这个现象。

遗传与变异现象普遍存在于生物界。遗传维持了生物界的稳定性,使得我们周边纷繁复杂的生物世界变得"有秩序",认识上有规律可循;变异可以使生物体产生新的特征,更好地适应外界环境,从而推动生物界不断发展、不断进化。现代生命科学阐明:生物体的遗传变异现象主要是由遗传物质脱氧核糖核酸（DNA）决定的。DNA 是遗传的物质基础,遗传与变异可以影响到每一个具体的生物体。

（七）应激性

生物体生活在一定的环境中,能够对环境变化产生反应和调节功能。应激性（irritability）是指生物体对内外环境变化的刺激产生相应反应的特征。环境中存在着物理（如声、光、电、温度）、化学（如气味、激素、有毒物质、药品）、生物（如细菌、病毒）等各类刺激因素,这些刺激可以产生诸如鸟类季节性迁徙、兽类换毛和植物向光性生长等现象。

应激性是生物适应环境的基础。应激性使生物体能够随着机体内外环境变化而产生变化,从而维持机体正常生命活动,保持自身的相对稳定状态。当然,当机体对外界环境的刺激产生过度的反应（如过敏反应、排斥反应等）时,也可能造成机体受到伤害。

（八）进化

进化（evolution）又称演化,是指生命从简单到复杂、从低级到高级的漫长发展演变过程,即生命活动的全部发展历史。

进化是生物的基本特征之一。每一个生物体都是物种进化的产物,每一个个体又都处在不断进化的过程之中。例如,人类就是从古猿经过几百万年进化发展而来的,在历经演变形成直立人之后,又继续演变成智人,并逐步从早期智人形成晚期智人。

进化是一个缓慢的历史过程。在这个过程中,生物体与生存环境相互作用,并形成对特定生存环境的适应,与环境形成统一。生物与环境的统一性是生物生存和发展的基础。生物体结构功能要适应环境条件才能生存延续,如鱼的流线形体态和用鳃呼吸就是对水生环境的适应。

上述特征是生命（生物）所具有的共同属性,也是生命与非生命的基本区别。其中新陈代谢和生殖是生物体最重要、最本质核心特征。

把握生命现象的基本特征,研究各种生命现象,探索揭示生命活动的本质规律,是生命科学研究的永恒主题。通过学习、实践,加深对生命基本特征的认识理解,探索生命的奥秘,欣赏生命的壮美,呵护生命的健康,维护生命的尊严,是医药卫生专业学生的崇高理想和毕生追求。

第二节　人类遗传疾病概述

遗传是生物界普遍存在的现象,人类的一些正常特征(如双眼皮／单眼皮,金发／黑发,直发／卷发,有酒窝／无酒窝,有耳垂／无耳垂等)可以传递给后代,从而使人类产生了丰富多彩的生命。当然,人类也可能罹患遗传疾病或出现先天性疾病、家族性疾病等,给人类的美好生活带来阴霾。因此,认识遗传病的发病规律和特点、预防遗传病的发生具有重要意义。

一、遗传病的概念及其特征

(一)遗传病的概念

遗传病(inherited disease, genetic disease)是指生殖细胞或受精卵内遗传物质在数量、结构和功能上发生改变所引起的疾病。遗传病通常具有垂直性、先天性、终生性和家族性等特征。

遗传物质在分子水平上是基因,在细胞水平上是染色体。基因异常称基因突变,染色体异常称染色体畸变,因此遗传病又定义为由基因突变或染色体畸变引起的疾病。

(二)遗传病的特征

1. 垂直性　垂直性是指遗传病由亲代向子代传递的现象,遗传的是已发生突变并能引起疾病的遗传物质。在每个遗传病家系中不一定都能看到垂直现象,因为患者可能是首次变异病例,即家系中的第一例;隐性遗传病致病基因虽然可以垂直传递,但携带者表型正常,表现出隔代传递现象;染色体病患者因为不育或生育前死亡,垂直传递现象无法表现。

2. 先天性　先天性是指由于遗传物质异常,使胎儿出生前就已形成疾病。如白化病、21-三体综合征等遗传病具有先天性。但因为环境因素或母体条件影响造成的胎儿形态或机能改变引起的疾病虽然具先天性,但不是遗传疾病。

3. 家族性　家族性是指某病在患者家族发病率比群体平均发病率高。如视网膜母细胞瘤、家族性结肠息肉病等遗传病均表现为家族性。但因为生活条件相似等因素所引起的疾病也可以表现为家族性,如结核病和肝炎等传染性疾病有可能累及数名家族成员。

4. 终生性　终生性是指遗传病"一病定终身",无法根治。因遗传病根本病因是遗传物质缺陷,至今尚无纠正缺陷致病基因或染色体的有效办法。随着"遗传工程"技术快速发展,根治遗传病不再是可望而不可即的幻想,不久的将来"根治遗传病"将会变为现实。

5. 延迟性　延迟性是指某些遗传病在个体出生时未表现出相应症状,发育到一定年龄才表现出来。如亨廷顿病多数在 40 岁以后发病;遗传性小脑共济失调通常 35～40 岁发病;痛风是多基因遗传病,大多 35～50 岁发病。

（三）遗传病与先天性疾病、家族性疾病的关系

先天性疾病（congenital disease）是指出生时就伴随的疾病,如形态或结构异常、功能缺陷等,又称出生缺陷（birth defect）。如某些先天性疾病由遗传物质异常所引起,那么就属于遗传病;如果受环境因素影响而造成胎儿形态、结构或机能异常,那么就不是遗传病。因此,虽然遗传病通常具有先天性特征,但先天性疾病不一定都是遗传病。

家族性疾病（familial disease）是指表现出家族聚集现象的疾病。遗传病可以表现出家族聚集现象,主要是因为从共同祖先继承了相同的致病基因。但是如果因为同一家族成员生活方式相似而导致的疾病,如维生素 C 缺乏病、乙型肝炎等在家族成员之间传播,就不是遗传病。因此,遗传病有时出现家族聚集性特征,但家族性疾病并不一定都是遗传病。

二、遗传病的分类

目前已经发现的遗传病达到 1 万种以上,分为单基因遗传病、多基因遗传病、染色体病、体细胞遗传病和线粒体遗传病等五大类。

（一）单基因遗传病

单基因遗传病（monogenic disease）简称单基因病,是指受一对等位基因控制的遗传病类型;其遗传遵循孟德尔遗传规律。已发现的单基因病有先天性近视、耳聋、多指／趾、白化病、色盲、血友病、家族性低磷酸血症佝偻病等上万种。

（二）多基因遗传病

多基因遗传病（polygenic disease）简称多基因病,是指由多对基因共同作用所引发的遗传病类型,因此也称多因子遗传（MF）。此类遗传病发病率较高,临床较多见,如唇裂、腭裂、精神分裂症、高血压、高脂血症、糖尿病等。

（三）染色体病

染色体病（chromosomal disease）是指由于染色体数目或结构异常所导致的遗传病类型。染色体病通常具有多种临床表现,因此又称染色体异常综合征。已发现的染色体病有 21-三体综合征、XXY 综合征、性腺发育不全、5p 部分单体综合征等百余种疾病。

（四）线粒体遗传病

线粒体遗传病（mitochondrial genetic disease）简称线粒体病,是指因线粒体基因突变

所引发的遗传病类型。已发现的线粒体病有以侵犯骨骼肌为主的线粒体肌病、侵犯骨骼肌和中枢神经系统的线粒体脑肌病等临床类型。

（五）体细胞遗传病

体细胞遗传病（somatic cell genetic disease）简称体细胞病，是指由于体细胞中遗传物质改变所引发的遗传病类型。因为体细胞病是体细胞遗传中遗传物质发生改变造成的，所以一般并不向后代传递。目前已发现的体细胞病有恶性肿瘤、白血病、免疫缺陷等。

三、遗传病对人类的危害

随着人类社会的发展进步，疾病谱也在发生着显著的改变，急性传染病、流行病等逐步得到控制，而遗传病对人类健康的危害变得越来越明显，主要表现在以下几个方面。

（一）出生缺陷多由遗传因素造成

常见的出生缺陷有唇裂、脑积水、无脑畸形、先天性心脏病等类型。统计显示，我国每年有 30 万～40 万新生儿患有严重的先天畸形，其中 70%～80% 是由遗传因素造成的。

（二）遗传因素是造成智力低下的重要原因

调查显示，智力低下在我国 0～14 岁儿童中总发生率约为 1.5%，其中轻度约占 70%，中度约占 20%，重度约占 7%，极重度占 2%～3%。在众多导致智力低下的因素中，40.5% 由遗传病造成。据估计，全世界约有 1.5 亿智力低下者。在我国每年 21- 三体综合征新生儿就达 2 万余人。

（三）不孕不育、死产、流产问题中遗传因素是重要因素

据统计，在已婚夫妇中约 10% 因染色体异常导致原发性不育；人群中自然流产约占总妊娠数的 15%，其中约 50% 因染色体异常所致。

1976 年我国进行儿童死亡原因调查，居首位的是遗传病，其次是先天畸形和肿瘤。1989 年我国进行新生儿普查，先天畸形是 1 岁以内婴儿的主要死因。

（四）遗传病对人类健康影响的相对风险增高

人类患某种遗传病的发病率为 20%～25%，其中单基因遗传病占 4%～8%，多基因遗传病占 15%～20%，染色体病占 0.5%～1%。随着医学进步和检测技术的发展，人类遗传病病种激增。人群中已知单基因遗传病及异常性状在 1958 年仅 412 种，1990 年增至 4 937 种，1994 年激增到 6 678 种，至 1999 年猛增到 10 126 种。目前已发现的染色体畸变 100 余种，异常核型近 10 000 种；多基因遗传病估计在 100 种以上。

（五）遗传病对人类健康的潜在危险

在正常人群中，平均每个人携带 5～6 个隐性有害致病基因，常为一种或多种致病基因的携带者。这些有害致病基因可通过生殖传递给后代，一旦有机会达到纯合状态，即可引发遗传病，成为影响人类健康的潜在危险。

四、遗传与环境因素在人类疾病发生中的作用

（一）遗传与环境对人类疾病发生的影响

影响人类疾病发生的因素有许多,但主要可以归结为遗传因素与环境因素两个重要方面,人类疾病的发生往往是这两个方面相互作用的结果。根据对人类疾病发生的归因分析,可以把遗传与环境对人类疾病发生的影响大致分为以下四种情况:

1. 疾病基本由环境因素引起,与遗传因素基本无关,如创伤、中毒、触电、溺水等。但需要注意的是,这些疾病的病情发展与治疗并非与遗传无关,在临床上常要考虑到个体的遗传差异。

2. 疾病基本由遗传因素引起,与环境因素基本无关,如白化病、血友病、染色体病等。但需要注意的是,这些疾病的病情发展与治疗也常要考虑环境的影响。

3. 疾病主要由遗传因素决定,但需要环境中存在一定的诱发因素才会发病。如蚕豆病患者平时没有任何临床症状,但在进食蚕豆、吸入蚕豆花粉或使用伯氨喹类等药物后诱发溶血性贫血。

4. 遗传因素和环境因素共同诱发疾病的发生,但各自作用的大小因疾病的种类而存在差异。在一些多基因遗传病的发生中遗传因素作用较为重要,如唇裂、腭裂、支气管哮喘等;而在另一些多基因遗传病的发生中遗传因素作用较小,环境影响因素起主要作用,如先天性心脏病、十二指肠溃疡等。

（二）引起遗传病的环境因素

自然环境中存在着各种物理、化学、生物等因素,在一定条件下这些因素可在不同程度上诱发遗传物质的改变,从而引起人类遗传病的发生。目前已发现的绝大多数遗传病就是环境因素对人类长期影响、引发突变的结果。

1. 物理因素　在自然或人工环境下产生的如 α 射线、β 射线、γ 射线、X 射线等高能射线具有电离作用,可诱发染色体断裂或基因突变;紫外线等非电离射线也可引起 DNA 损伤,从而引起基因突变。这些因素常可导致遗传病的发生。

2. 化学因素　在人类生存环境中,有许多化学物质可诱发基因突变。如煤焦油(或炭烧肉类产生的油烟)中的苯并芘、烟熏或腌制食品中的亚硝酸盐、霉变花生等食品中的黄曲霉毒素等成分,农业生产中大量使用的杀虫剂、除草剂、植物生长调节剂等化学物质,均具有一定的诱发突变的风险;一些临床药物如氮芥、氯丙嗪、甲丙氨酯、咖啡因等,也有一定的致突变作用。

3. 生物因素　在各种生物因素的影响中,病毒所诱发基因突变、引起出生缺陷的作用最强。研究表明,一些病毒如麻疹病毒、风疹病毒、流感病毒、腺病毒等在早孕期的感染可能有一定的致突变作用。

总之,人类所表现出的所有正常性状和大多数疾病都是遗传因素和环境因素共

同作用的结果。其中,遗传因素是内因,起到关键作用;环境因素是外因,也发挥重要功能。

第三节　医学遗传学概述

随着生产力的发展和科技进步,曾经严重威胁人类健康的营养不良、结核病、霍乱等疾病逐步得到控制,人类的疾病谱也在发生变化,一些以前未得到足够重视的遗传疾病在临床医学实践中逐渐凸显。认识遗传现象,学好医学遗传学知识,既是学习其他医学学科的基础,更是从事医学相关工作的重要保障。

一、医学遗传学的概念

遗传学(genetics)是生物学的一个分支,是研究生物的遗传与变异的科学,即研究基因的结构、功能及其变异、传递和表达规律。

人类遗传学(human genetics)是以人作为研究对象的遗传学分支,是专门研究人类遗传与变异规律的一门科学,主要研究人类形态结构、生理生化、免疫与行为及人类群体遗传变异的现象和规律。

(一)医学遗传学的内涵

医学遗传学(medical genetics)是人类遗传学的分支学科,它研究遗传疾病的遗传规律和本质,是遗传学基本理论与现代医学实践相结合的一门交叉学科。医学遗传学的研究内容是人类(个体和群体)病理性状的遗传规律及其物质基础,以及人类疾病的发生、发展与遗传因素的关系。医学遗传学的主要任务是研究遗传病的发病机制、传递规律、诊断、治疗和预防,并提供有关的科学依据和手段,改善和提高人类的健康素质。

(二)医学遗传学的学科分支

医学遗传学从医学角度研究人类疾病与遗传的关系,不仅与生物学、生物化学、免疫学、微生物学、病理学、药理学、组织学与胚胎学、预防医学等基础学科密切相关,而且渗入临床学科之中,形成临床遗传学。随着医学遗传学的快速发展,研究领域逐渐扩大,形成了细胞遗传学、生化遗传学、分子遗传学、优生学以及群体遗传学、体细胞遗传学、免疫遗传学、药物遗传学、毒理遗传学、肿瘤遗传学、辐射遗传学、发育遗传学、行为遗传学等许多分支学科。医学遗传学在现代医学中占有重要地位,是现代医学教育不可缺少的重要组成部分。

(三)医学遗传学研究方法

除了广泛采用细胞学、生物化学、免疫学、统计学等研究方法和技术推进医学遗传学的发展,在医学遗传学研究中为确定某种疾病是否与遗传因素有关,常采用以下专用方法:

1. 系谱分析法　对疑为遗传病的患者家族所有成员发病情况追踪调查,绘制成系谱,以确定该遗传病的分布和遗传方式。

2. 群体筛查法　用一种或几种简便、高效的方法,在一般人群和特定人群(如患者亲属)中对某种遗传病或性状进行普查。通过比较患者亲属与一般人群的发病率,确定该病是否与遗传有关。

3. 双生子法　利用双生子(俗称双胞胎)的特殊性,通过比较同卵双生和异卵双生表型特征的一致性和不一致性,分析遗传因素和环境因素在生理和病理性状发生中各自作用的程度,判断某种疾病是否与遗传因素有关。同卵双生的差异可认为是环境因素作用的结果,而异卵双生多种性状有较大差异,常为同一环境发育生长不同基因型的表型效应的研究提供参考。

除上述方法外,医学遗传学研究方法还有家系调查、种族差异比较、染色体分析法、疾病组分分析、伴随性状研究、离体细胞研究、动物模型等。

二、人类的遗传研究与医学遗传学发展

在人类文明发展的长河中,人类对生命本质和人体奥秘的探索从未停下脚步。人类所创造的璀璨文明成果中,遗传学如一朵奇葩:悠远、丰富、神奇、瑰丽。伴随着遗传学诞生、发展、成长和辉煌,人类对遗传问题的探索也从生活走向生产,从自然界走向实验室,从细胞走向分子、原子,从生物实验走向医学应用。

(一)遗传学的萌芽(19世纪之前)

古代人们对遗传问题的认识往往仅限于对一些遗传现象的描述,并主要体现在一些文学、哲学作品中。《左传》有"男女同姓,其生不蕃"的表述,说明古人已认识到近亲结婚的危害。东汉王充所作《论衡》有"夫妇和气而生人""子性类父"的论述,明确反对血亲结婚。明代王廷相在所著的《慎言》中论述"人不肖其父,则肖其母,数世之后,必有与祖同其体貌者"。

古希腊学者对人类遗传现象关注于生殖、优生和遗传疾病等方面。希波克拉底注意到斜视等症状在某些家族群体中多次出现,癫痫等疾病只在某些家族出现,认为遗传是由于来自体液的精子把前代人的性质传给下一代;柏拉图提出了"优生"概念,认为父母的精神、道德和体质条件等能遗传给他们的后代;亚里士多德认为,环境因素决定遗传变异,从外界环境中获得的身体、智力和个性等特征可遗传给后代。

18世纪后西方学者开始用"先成论"解释遗传现象,认为精子或卵子中已经存在有完整的小生命体,个体发育是精卵结合后小生命体逐渐发展壮大,最后成为实体。瑞士解剖学家科里克尔提出"渐成论",认为个体各种组织、器官是在发育过程中逐渐形成的。这两种观点都认为上下代的遗传传递者是精子和卵子,而不是精液或血液,这标志着人类遗传学发展进入萌芽时期。

（二）人类遗传学的诞生（19 世纪至 20 世纪初）

1814 年，亚当斯在《论疾病的遗传可能性》中鉴别了隐性和显性疾病的不同，强调了遗传易感性与导致疾病环境因素之间的相互作用。1863 年，法国博物学家诺丹发表植物杂交论文，认为植物杂交的正交和反交结果是相同的；杂种植物的生殖细胞形成时，"负责遗传性状的要素互相分开，进入不同的性细胞中，否则无法解释杂种二代所得到结果。"这一结论和孟德尔定律已经非常接近，表明孟德尔的伟大发现并非偶然，也是在前人辛勤工作的基础上建立起来的。大部分重大的科学发现都是这样，通过几代人的研究、积累、充实、修正而最终得以完善。

1865 年，奥地利遗传学家孟德尔以豌豆为遗传学实验材料，总结了历时 8 年的植物杂交实验统计分析结果，发现了分离规律和自由组合规律，并于 1866 年发表了《植物杂交试验》论文。遗憾的是，由于种种原因，他的伟大发现被埋没长达 35 年。孟德尔临终时说："等着瞧吧，我的时代总有一天要来临。"孟德尔奠定了遗传学的基础理论。

英国人类学高尔顿（Galton）对人类遗传现象进行了广泛研究。他注意到先天和后天的区别联系，并使用数理统计方法研究人类智力遗传，认为变异是连续的亲代遗传性在子女中各占一半并彻底混合。为了有目的地改良人类的遗传素质，他创立了"优生学"。高尔顿著有《遗传与天赋》《人类才能及其发育的研究》，奠定人类遗传学基础，使人类遗传学正式成为一门科学。1883 年，鲁克斯提出染色体学说。同年，法国动物学家威廉认为，有丝分裂和减数分裂的过程可能是因为染色体组成遗传物质，遗传单位可沿染色体丝直线排列。

1900 年，荷兰德弗里斯、德国科伦斯、奥地利切尔迈克分别同时发现了孟德尔论文价值。孟德尔学说被重新发现，这标志着遗传学学科正式建立和快速发展，成为了一门独立科学。

1901 年，德弗里斯提出突变名词。1902—1904 年，美国生物学家萨顿和德国生物学家博韦里提出，由于孟德尔式的遗传同细胞中染色体的行为相平行，所以染色体是遗传物质基础。1902—1909 年贝特森提出了遗传学、等位基因、纯合体、杂合体、上位基因等名词。1902 年，英国医生伽罗德发现尿黑酸尿症等先天性代谢病的遗传方式完全符合孟德尔遗传规律，提出先天性代谢缺陷的概念。1908 年，英国数学家哈迪和德国医生温伯格同时发现随机分配群体中的遗传平衡法则，奠定了人类群体遗传学基础。1909 年，丹麦遗传学家约翰森提出了基因、基因型、表型等遗传学的基本概念，替代了遗传因子的概念。

1910 年，摩尔根和他的学生们用果蝇为实验材料，通过大量实验证明基因在染色体上呈线性排列，发现连锁定律。1915 年，摩尔根和他的学生们合著《孟德尔遗传原理》，补充发展了孟德尔定律，并于 1926 年提出基因学说。

20 世纪前 10 年由于数理统计方法的应用，人类遗传学研究发展迅速，开始成为一门定量科学。1924 年，伯恩斯坦研究人类 ABO 血型，并提出复等位基因学说，成为人类"免疫遗传学"先驱。

（三）现代遗传学的快速发展（20世纪初至中叶）

此阶段以遗传染色体学说的确立为起点,通过在细胞水平、分子水平的大量实验,深入研究基因精细结构和生化功能,涌现了大量成果。

1941年,比德尔和塔特姆共同提出"一基因一酶"假说。1944年,艾弗里用肺炎球菌转化实验证明遗传物质是DNA,而不是蛋白质。1951年,麦克林托克发现跳跃基因。麦克林托克是历史上第一位独立获得诺贝尔奖的女科学家。

1953年,沃森和克里克建立DNA双螺旋模型,标志着遗传学研究进入分子水平。1958年,克里克提出了遗传信息的传递和表达的中心法则(1970年,巴尔的摩和特明同时各自发现了反转录酶,从而完善了中心法则)。

1961年,雅各布和莫诺提出乳糖操纵子模型,开启了基因调控问题的研究。1966年,尼伦贝格和科拉纳等人破译了全部遗传密码,为多肽链合成问题指明了方向。

此后,反转录酶、DNA合成酶、限制性酶等发现,DNA重组技术建立,DNA测序等重大发展,推动了基因理论不断完善。

（四）医学遗传学的兴起（20世纪中叶至今）

因为受伦理学、遗传学研究方法和条件等诸多限制,人类遗传学发展相对滞后,以此为基础的医学遗传学的发展和兴盛也相对较晚。

1965年,哈里斯研究发展了细胞融合技术,完善了体细胞遗传学。1968年,帕克诱导体外培养哺乳类动物体细胞获得营养突变株和抗药性突变株,为研究哺乳类基因扩增、调控和定位等问题提供了基础,使体细胞遗传学进入崭新发展时期。

遗传工程技术的应用和人类基因组计划推动了人类分子遗传学发展,使医学遗传学进入新的发展时期。

 知识链接

人类基因组计划

人类基因组计划(human genome project, HGP)是由美国科学家于1985年率先提出、1990年正式启动的。中国科学家和美国、英国、法国、德国、日本科学家共同参与了这一伟大工程。

人类基因组计划要把人体内基因的密码全部解开,并绘制出人类基因组图,也就是要揭开组成人体4万个基因的30亿个碱基对的秘密,以此解码生命、为疾病的诊治提供科学依据。

1990年HGP正式启动。1994年中国HGP启动,承担其中1%的任务,即人类3号染色体短臂上约3 000万个碱基对的测序任务。

2006年,人类基因组计划完成。自此,以人类基因组图作为重点的人类遗传学研究成果和先进技术推动了整个生命科学飞速发展。

三、学习医学遗传学的重要意义

目前已揭示了上万种人类单基因异常(约 5 000 种具有临床意义)和上百种严重危害人类健康的多基因遗传病的致病基因或疾病易感基因。为促进个人健康、家庭幸福,我们需要掌握医学遗传学的知识与技能,指导和促进人类健康。

(一)学习医学专业课的重要基础

医学遗传学是一门医学和遗传学紧密结合的学科,研究内容和方法涉及多门学科。医学遗传学课程是医学教育中不可缺少的重要医学基础课程之一。较全面地认识遗传病,掌握各种遗传病的传递规律、发病机制、诊断原则、防治措施等理论知识和实践技能,能够为学习、理解医学专业课中的遗传问题夯实基础。

(二)做好优生优育指导和健康教育工作的基础

学习医学遗传学,应用相关理论知识和技术指导生育,可以降低和控制遗传病的发病率及其危害,达到优生优育,从而提高人类遗传素质和后代健康水平,促进人类社会生存与健康的可持续发展。

利用医学遗传学知识做好健康教育宣传,对个体和人群采取预防与保健相结合的综合措施,控制影响健康的各种消极因素,增强环保意识,积极保护和改善生存环境,对于有效预防各种遗传病的发生、促进健康、预防疾病具有重要作用。

(三)从事医学服务工作的基础

掌握医学遗传学相关知识和技能,具备对人类遗传病家谱调查分析、从事遗传咨询与优生宣传教育和临床服务能力,对从事卫生健康工作具有重要意义。

希望同学们通过医学遗传学课程和相关专业知识的学习、锻炼,成为一名能够胜任卫生健康岗位需求的优秀人才,为改善和提高人类的健康素质做出贡献。

> **本章小结**
>
> 人类遗传疾病是指生殖细胞或受精卵内遗传物质改变所引起的疾病,通常具垂直性、先天性、终生性和家族性等特征。广义的遗传病可以分为单基因遗传病、多基因遗传病、染色体病、线粒体遗传病和体细胞遗传病。医学遗传学是将遗传学基本理论与医学实践相结合的学科。医学遗传学研究的主要方法有系谱分析法、群体筛查法、双生子法等。

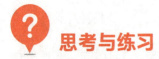
思考与练习

一、名词解释

1. 遗传

2. 变异

3. 医学遗传学

4. 遗传病

5. 家族性疾病

6. 出生缺陷

二、填空题

1. _____是指子代与亲代相似的现象。变异是指子代与亲代之间以及子代_____之间存在差异的现象。遗传使生物能保持_____的相对稳定,变异使物种得以_____,遗传与变异现象在生物界普遍存在,是生命活动的最本质特征之一。

2. 医学遗传学是医学与_____相结合的一门边缘科学,研究人类疾病与遗传的关系,主要研究遗传病的_____、_____诊断、治疗和预防等,对于降低人群中遗传病的发生率,提高人类健康素质具有重要意义。

3. 遗传病指_____或_____的遗传物质在数量、结构和功能上发生改变所引起的疾病。遗传病通常具有_____、_____、_____和_____等特征。

4. 引起遗传病的环境因素主要有_____、_____和_____。

5. 遗传病分为_____、_____、_____、_____和_____等 5 大类。

三、简答题

1. 谈谈你对遗传疾病危害的初步认识和了解。举例说明。

2. 试举一例家族性疾病病例,说说你怎样认识环境与人类健康的相互影响?

3. 引起遗传病的常见环境因素有哪些?

4. 简述学习医学遗传学的重要意义。

（李　强）

第二章 | 遗传的物质基础

02章 数字内容

1. 掌握核酸和蛋白质的基本组成单位；核酸的种类和功能；酶的概念和作用特点。
2. 熟悉核酸、蛋白质和酶的基本结构与遗传变异。
3. 了解核酸和蛋白质的元素组成及分子结构。

核酸（nucleic acid）最初是从细胞核中分离出来的、具有酸性的物质，因此而得名，后来研究发现自然界中几乎所有的生物体内都含有核酸。核酸是生物遗传和变异的物质基础，是生物遗传信息的载体和传递者。它控制着蛋白质的合成，决定着生物性状，对生物的生长、发育、繁殖、遗传和变异等各项生命活动发挥着重要作用。核酸中遗传信息的改变可引起蛋白质的组成或结构发生变化，严重时可导致遗传病的发生。

第一节 核酸的结构与遗传变异

探究与实践

某夫妇通过电视公益节目寻找到失散 20 多年的孩子，经提取血样进行 DNA 比对，最终确认了他们的亲子关系。你知道 DNA 存在于哪里吗？为什么通过 DNA 比对能确认亲子关系？进行 DNA 比对工作应注意哪些方面？

一、核酸的基本概念

核酸是控制生物遗传和变异的重要生物大分子,根据化学组成分为脱氧核糖核酸(deoxyribonucleic acid, DNA)和核糖核酸(ribonucleic acid, RNA)两大类。在真核细胞中,DNA 主要存在于细胞核内,少量存在于细胞质内,主要功能是储存和传递遗传信息;RNA 主要存在于细胞质内,少量存在于细胞核内,主要功能是传递 DNA 遗传信息、参与蛋白质生物合成。

 知识拓展

DNA 是遗传物质的证据

1928 年,英国生理学家格里菲斯(Griffith)进行了肺炎球菌转化实验:他把活的无毒 R 型肺炎球菌与已被高温杀灭的有毒 S 型菌混合,注入小白鼠体内,小白鼠全部死亡,并从死鼠血液检出活的 S 型菌。那么,活的 S 型菌是从哪里来的呢?格里菲斯认为,已被高温杀灭的 S 型菌中有一种转化因子,这种转化因子促使了 R 型菌转化成 S 型菌。

1944年,美国细菌学家艾弗里(Avery)从 S 型肺炎球菌中提取了蛋白质、黏多糖、DNA、RNA,分别注入小白鼠体内,发现仅有 DNA 可以使 R 型菌转化成 S 型菌,由此证明了转化因子是 DNA。1952 年,赫尔希(Hershey)和蔡斯(Chase)进行的噬菌体侵染细菌实验进一步证明了 DNA 是遗传物质。

二、核酸的分子结构

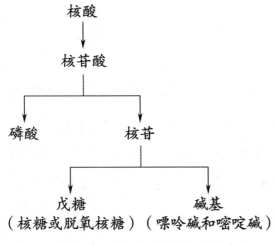

图 2-1　核酸的水解产物

(一)核酸的化学组成

核酸分子主要由 C、H、O、N、P 五种元素组成,其中 P 的含量比较稳定,为 9%～10%,是核酸的特征性元素。通过测定生物样品中磷的含量可推算出核酸含量。核酸也可称为多聚核苷酸,在核酸酶的作用下可水解为单核苷酸。单核苷酸分解为核苷和磷酸,核苷又可进一步分解为戊糖和碱基(图 2-1)。单核苷酸是构成核酸的基本单位,由磷酸、戊糖和碱基组成。

核酸分子中的碱基有嘌呤碱和嘧啶碱两大类。嘌呤碱主要包括腺嘌呤（A）和鸟嘌呤（G），嘧啶碱主要包括胞嘧啶（C）、尿嘧啶（U）和胸腺嘧啶（T）。这些碱基的结构式见图2-2。

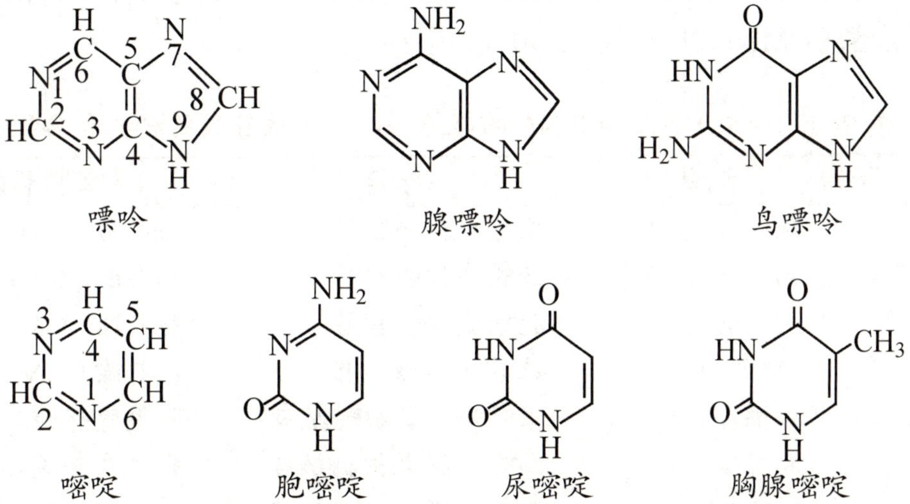

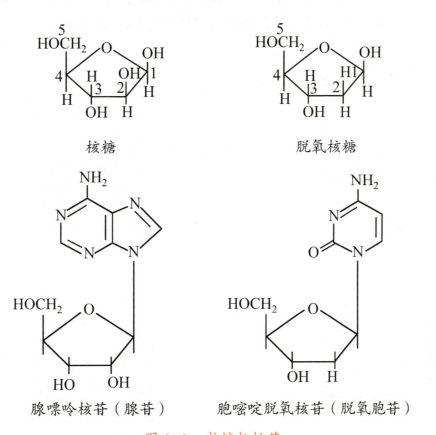

图 2-2　组成核酸的碱基

核酸分子中所含的糖是五碳糖（即戊糖），有核糖和脱氧核糖两种。RNA分子中的戊糖为核糖，DNA分子中的戊糖为脱氧核糖。戊糖的结构式见图2-3。

图 2-3　戊糖与核苷

戊糖与碱基以糖苷键连接形成核苷。核苷与磷酸之间通过磷酸酯键连接形成单核苷酸。单核苷酸分为核糖核苷酸和脱氧核糖核苷酸两大类。

核糖核苷酸由磷酸、核糖和四种碱基组成,四种碱基为腺嘌呤(A)、鸟嘌呤(G)、胞嘧啶(C)和尿嘧啶(U),由此构成 RNA 分子的四种核苷酸:腺苷酸(AMP)、鸟苷酸(GMP)、胞苷酸(CMP)和尿苷酸(UMP)(表2-1)。

表2-1　组成 DNA 和 RNA 的碱基、核苷、单核苷酸的种类和名称

类别	碱基	核苷	单核苷酸
RNA	腺嘌呤(A)	腺嘌呤核糖核苷	腺苷酸(AMP)
	鸟嘌呤(G)	鸟嘌呤核糖核苷	鸟苷酸(GMP)
	胞嘧啶(C)	胞嘧啶核糖核苷	胞苷酸(CMP)
	尿嘧啶(U)	尿嘧啶核糖核苷	尿苷酸(UMP)
DNA	腺嘌呤(A)	腺嘌呤脱氧核糖核苷	脱氧腺苷酸(dAMP)
	鸟嘌呤(G)	鸟嘌呤脱氧核糖核苷	脱氧鸟苷酸(dGMP)
	胞嘧啶(C)	胞嘧啶脱氧核糖核苷	脱氧胞苷酸(dCMP)
	胸腺嘧啶(T)	胸腺嘧啶脱氧核糖核苷	脱氧胸苷酸(dTMP)

脱氧核糖核苷酸由磷酸、脱氧核糖和四种碱基组成,四种碱基为腺嘌呤(A)、鸟嘌呤(G)、胞嘧啶(C)和胸腺嘧啶(T),由此构成 DNA 分子的四种核苷酸:脱氧腺苷酸(dAMP)、脱氧鸟苷酸(dGMP)、脱氧胞苷酸(dCMP)和脱氧胸苷酸(dTMP)(表2-1、图2-4)。

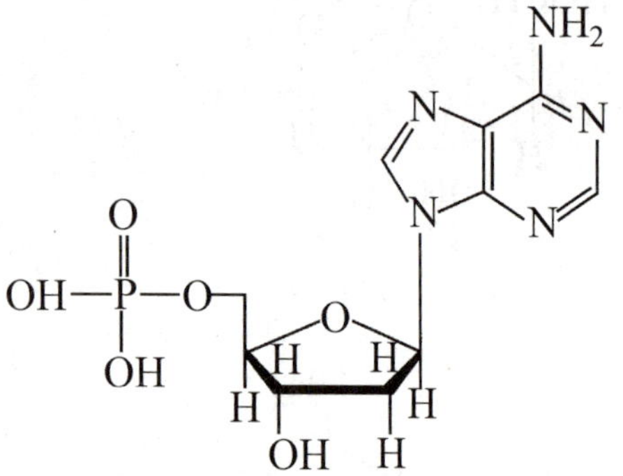

腺嘌呤脱氧核糖核苷酸(dAMP) 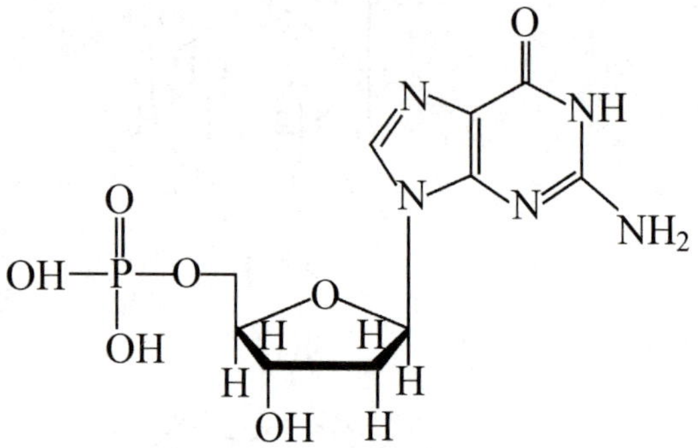　　鸟嘌呤脱氧核糖核苷酸(dGMP)

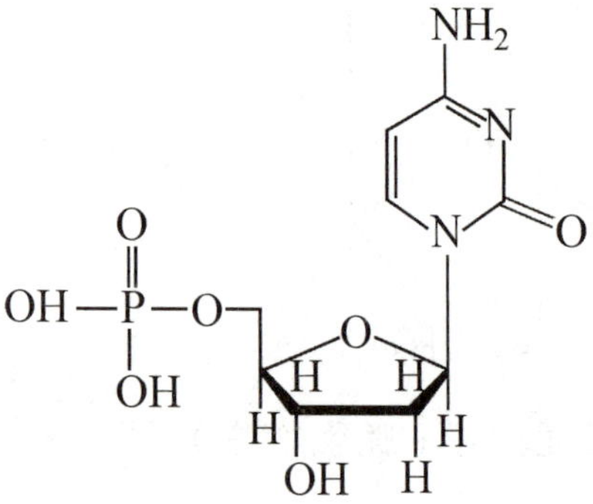

胞嘧啶脱氧核糖核苷酸(dCMP) 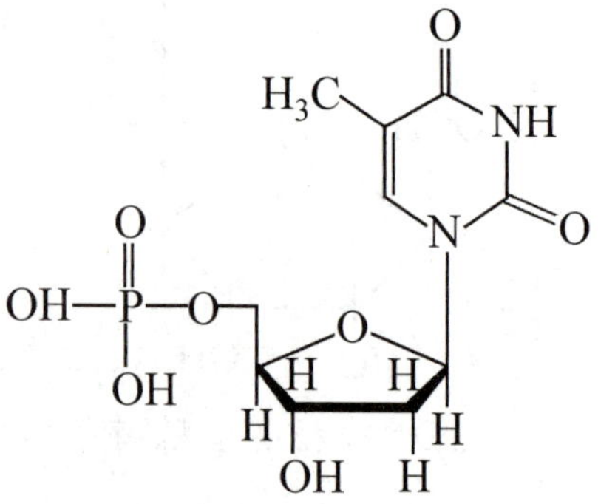　　胸腺嘧啶脱氧核糖核苷酸(dTMP)

图2-4　组成 DNA 分子的核苷酸

核酸由多个单核苷酸通过磷酸二酯键相互连接而成。一个核苷酸 C-3′ 羟基与下一个核苷酸 C-5′ 磷酸之间脱水缩合形成磷酸二酯键（3′,5′-磷酸二酯键）。故单核苷酸的连接具有严格的方向性。单核苷酸的连接方式见图 2-5。

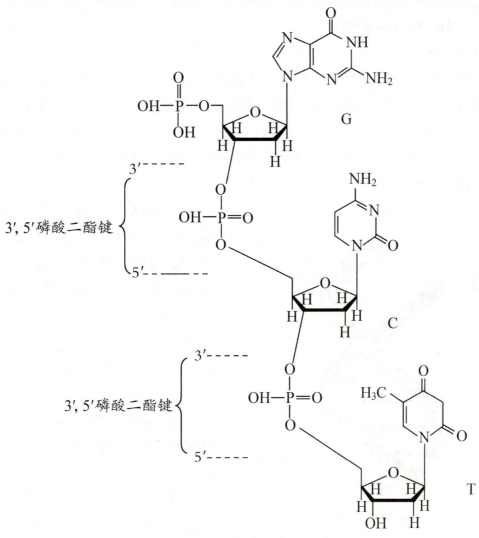

图 2-5　核苷酸的连接方式

（二）DNA 与 RNA 的区别

DNA 与 RNA 的组成成分、结构、分布和功能都有较大的区别（表 2-2）。

表 2-2　DNA 与 RNA 的主要区别

核酸类别	DNA	RNA
单核苷酸组成	磷酸 脱氧核糖 碱基（A、G、C、T）	磷酸 核糖 碱基（A、G、C、U）
分子结构	双链（双螺旋）	单链
主要分布	细胞核	细胞质
主要功能	储存、复制、转录遗传信息	参与蛋白质生物合成

三、DNA 的结构与功能

绝大部分生物的遗传物质是 DNA,只有极少数生物(如某些病毒)的遗传物质为 RNA。

(一)DNA 的分子结构

DNA 分子链可形成一级、二级和三级结构。

1. DNA 的一级结构　　DNA 分子一级结构是指 DNA 分子链中脱氧核苷酸残基的种类、数目和排列顺序。由于构成 DNA 的四种脱氧核苷酸间的差别仅存在碱基的不同,所以 DNA 分子链中四种碱基(A、T、C、G)的排列顺序就代表了核苷酸的排列顺序。尽管 DNA 分子链中只有四种碱基,但是随着碱基的种类、数目和排列顺序的变化,可以形成多种多样的 DNA 分子一级结构。

2. DNA 的二级结构　　1953 年,沃森(Watson)和克里克(Crick)提出了著名的"DNA 双螺旋结构模型"理论(图 2-6),阐述了 DNA 的二级结构:

(1)DNA 分子由两条反向平行的多脱氧核苷酸链围绕同一中心轴向右盘旋,形成右手双螺旋结构。一条链走向为 5′→3′,另一条链走向为 3′→5′。

(2)磷酸和脱氧核糖交替排列,在双螺旋结构外侧构成 DNA 分子的基本骨架。

(3)碱基位于双螺旋结构内侧,两条链上的碱基通过氢键(分子间作用力)相连,碱基间的匹配严格遵循碱基互补配对原则,即通过氢键的作用,A 与 T 配对(用"A=T"表示)、C 与 G 配对(用"C≡G"表示),反之亦然。

(4)DNA 分子每螺旋一周约需 10 对脱氧核苷酸,双螺旋直径为 2nm,螺距为 3.4nm,碱基间距 0.34nm。

3. DNA 的三级结构　　DNA 分子三级结构是指 DNA 在双螺旋结构的基础上进一步旋转折叠,形成具有特定三维构象的空间结构,即 DNA

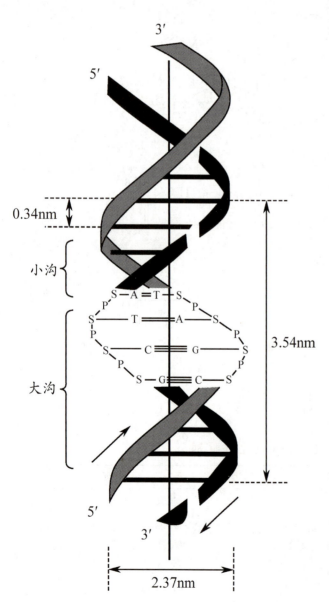

图 2-6　DNA 的双螺旋结构模型示意图

超螺旋结构。如果 DNA 盘绕方向与双螺旋方向相同为正超螺旋,相反则为负超螺旋。

 知识拓展

DNA 指纹

20 世纪 80 年代英国遗传学家杰弗里斯(Jefferys)等将分离的人源小卫星 DNA 用作基因探针,同人体核 DNA 的酶切片段杂交,获得了长度不一的杂交带图纹。这种图纹几乎不会出现两个人完全相同的情况,具有高度特异性。因其如同人的指纹一样具有独特性,故称为"DNA 指纹"。DNA 指纹的图像可通过 X 线胶片呈现。由于 DNA 指纹图谱具有高度的变异性和稳定的遗传性,因此成为目前最具吸引力的遗传标记。

(二)DNA 的功能
DNA 是生物的遗传物质,主要功能是储存、复制和转录遗传信息。

1. 储存遗传信息　虽然组成 DNA 分子只有四种碱基,但 DNA 分子量巨大,所含的脱氧核苷酸残基数目很多,并且其碱基对(bps)的排列顺序是随机的,这就决定了 DNA 分子链的复杂性和多样性,而这样的特点恰好为遗传信息的丰富性奠定了物质基础。如果一个 DNA 分子由 n 对脱氧核苷酸残基组成,则其碱基对就有 4^n 种不同的排列组合方式,可以形成 4^n 种不同类型的 DNA。因此,DNA 内部碱基对的排列顺序代表了生物的遗传信息。如果 DNA 分子中碱基对顺序发生改变,就意味着它所储存的遗传信息可能发生了变化。

2. 自我复制　DNA 的自我复制(replication)发生在细胞有丝分裂间期和减数分裂 I 间期,是分别以亲代 DNA 分子的两条单链为模板互补合成子代 DNA 的过程。DNA 的自我复制主要包括起始、延伸、终止三个阶段。

(1)起始:在解旋酶作用下,亲代 DNA 从复制起始点打开双链螺旋结构。

(2)延伸:在聚合酶、连接酶作用下,分别以每条单链为模板,按碱基互补配对原则,以细胞核内游离的 4 种脱氧核苷酸为原料,分别合成两条新的 DNA 子链。

(3)终止:子链合成后,两条新合成的 DNA 子链分别与原来的模板链结合、盘旋,形成稳定的右手双螺旋结构,组成两个新的子代 DNA。

通过复制,一个 DNA 分子形成两个与亲代完全相同的子代 DNA,亲代 DNA 内部的遗传信息完全复制到子代 DNA 分子中。在子代 DNA 的两条分子链中,一条链是新合成的,另一条链则来自亲代 DNA(即"模板链"),因此这种复制方式被称为半保留复制(semiconservative replication)(图 2-7)。

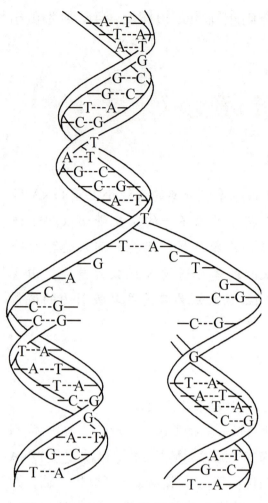

图 2-7　DNA 半保留复制示意图

DNA 自我复制的意义在于：在细胞分裂过程中，两个复制而成的子代 DNA 被均等地分配到两个子细胞中，由于它们具有与亲代完全相同的遗传信息，从而确保了生物性状遗传的稳定性。

3. 转录　转录（transcription）是指以 DNA 分子中的一条特定的链（3′→5′）为模板互补合成 RNA 的过程。由此，DNA 将遗传信息传递给 RNA。转录主要包括解旋解链、碱基配对、移动、终止脱落四个过程。

（1）解旋解链：DNA 的双链在解旋酶作用下局部解旋解链成为两条单链，RNA 聚合酶识别并结合在 DNA 分子单链转录起始位点。

（2）碱基配对：以解旋 DNA 分子中一条单链为模板，按碱基互补配对原则（以 U 代替 T 与 A 配对），以细胞核内游离的 4 种核苷酸为原料，在 RNA 聚合酶的作用下合成 RNA 分子链（单链）。

（3）移动：DNA 分子渐次解旋，RNA 聚合酶沿 DNA 模板链（即 3′→5′方向）移动，RNA 分子以 5′→3′方向合成，已合成的 RNA 分子游离于 DNA 分子外。

（4）终止脱落：当 RNA 聚合酶移至 DNA 模板链转录终止位点，RNA 聚合酶解聚，新合成的 RNA 分子链从模板上脱落，DNA 重新恢复成双螺旋结构。

DNA 转录合成 RNA 的特点是不对称转录，即 DNA 分子上的一条链可转录，另一条链不转录；但模板链并非都是 DNA 分子的同一单链。

转录的意义在于将生物的遗传信息从 DNA 传递至 RNA，然后 RNA 可以到达细胞质，参与蛋白质的生物合成，从而把遗传信息最终形成蛋白质特征，完成遗传信息的表达。

四、RNA 的结构与功能

（一）RNA 的结构与类型

RNA 是通过 DNA 转录合成的，相对分子量较小，由数十个至数千个核苷酸残基组成，常以单链形式存在，多呈线形，但也可自身回折成环状或局部通过碱基配对形成假双链结构。不同 RNA 分子由不同基因转录而来，其种类、大小、结构等多种多样，功能也各不相同。根据功能RNA分为三种类型：信使RNA（mRNA）、转运RNA（tRNA）和核糖体RNA（rRNA）。

1. 信使RNA　信使RNA多数是单链线形结构，局部形成发卡式结构，含量占细胞内RNA总量的1%~5%，代谢非常活跃。其功能是从DNA分子上转录出遗传信息，作为蛋白质合成的直接模板。mRNA分子中每三个相邻的碱基构成一个密码子，密码子可以决定多肽链中氨基酸的种类。

2. 转运RNA　转运RNA为单链结构，由于局部形成假双链而呈"三叶草"形结构（图2-8）。tRNA的柄部有CCA三个碱基，是与活化的氨基酸连接的位置，与之相对的环形结构上有三个相邻的碱基构成反密码子，可以与mRNA上密码子的三个碱基互补配对。tRNA是分子量最小的RNA，占细胞内RNA总量的5%~15%。tRNA的功能是在蛋白质合成过程中运输活化的特异性氨基酸到核糖体的特定部位（故称为转运RNA）。tRNA转运氨基酸有严格选择性，即一种tRNA只识别和转运一种氨基酸。

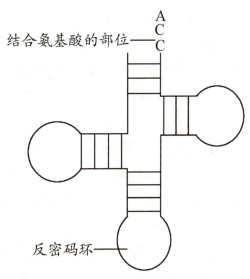

图2-8　tRNA分子的三叶草结构示意图

3. 核糖体RNA　核糖体RNA常呈螺旋形单链结构，是细胞内分子量最大、含量最多的RNA，占细胞内RNA总量的80%~90%。rRNA与核蛋白颗粒结合成核糖体，是核糖体的重要组成成分。

（二）翻译与蛋白质合成

翻译（translation）是指以mRNA为模板合成有一定氨基酸顺序的蛋白质的过程。翻译需mRNA、tRNA、核糖体的协同作用才能完成。

蛋白质生物合成是以多肽链合成为基础的。多肽链合成分为活化、起始、延伸和终止四个阶段。多肽链合成后，经过转运和一系列加工，就可以形成具有一定生物学功能的蛋白质。

 知识拓展

遗传信息传递与中心法则

1958年，克里克总结了从DNA到蛋白质的遗传信息流动方向，提出了分子生物学的中心法则（central dogma）。遗传的物质基础是DNA。DNA以基因（gene）为基本单位储存生物遗传信息。在遗传信息的传递过程中，遗传信息的流向是从DNA到DNA，或从 DNA 到 RNA、再到蛋白质,这一遗传信息的传递规律称为中心法则,它代表了大多数生物遗传信息储存和表达的共同规律。

五、核酸与遗传变异

在体内外影响因素的作用下,人体内核酸分子的碱基发生改变,通常会引起遗传或非遗传疾病。

(一)核酸分子改变引起遗传疾病

如果人体内核酸分子改变(通常是碱基的改变)发生在生殖细胞中,通常会引发遗传疾病。如珠蛋白生成障碍性贫血是由于某种珠蛋白基因突变或缺失,导致相应珠蛋白肽链的合成速率降低或完全不能合成,造成珠蛋白生成量失去平衡而引起的溶血性贫血。轻型珠蛋白生成障碍性贫血患儿刚出生时与其他婴儿无异,但随着时间推移会出现全身无力、贫血、水肿等现象;重型珠蛋白生成障碍性贫血患儿在出生后不久即死亡,甚至胎死腹中。

(二)核酸分子改变引起非遗传疾病

如果人体内核酸分子改变发生在体细胞中,所引发的疾病通常是非遗传性的。一些物理、化学、生物等因素可能引起体细胞内核酸分子改变,从而引发相应的非遗传疾病。

1. 物理因素　X 射线、β 射线等可使 DNA 或 RNA 碱基排序改变而导致疾病,如白血病、红斑、脱毛、毛囊疹、水疱等。

2. 化学因素　亚硝酸类化合物、某些有机溶剂、农药等可能导致胎儿发生畸形,如肢体缩短、听力丧失、视力丧失、瘫痪以及其他主要器官损伤等。

3. 生物因素　致病微生物或寄生虫,如炭疽杆菌、真菌孢子、风疹病毒、巨细胞病毒、森林脑炎病毒等,可能引起胎儿发育畸形。

 知识拓展

核酸的分子杂交技术

不同来源 DNA 单链之间或 RNA 单链之间,甚至在 DNA 单链和 RNA 单链之间,只要存在一定程度的碱基配对关系,就可能形成杂化双链,称为分子杂交(molecular hybridization)。

目前核酸的分子杂交技术已广泛应用于遗传病的基因诊断,如镰状细胞贫血、肿瘤的基因分析和病原体的检测等,是核酸序列检测的常用方法。

当然,遗传学技术应用是一把"双刃剑":它在促进临床医学技术发展的同时,也带来了诸如"基因歧视""基因编辑"等新的伦理、道德、法律方面的问题。我们要恪守"尊重生命""医者仁心"的人文精神,科学规范地应用医学遗传学技术造福人类。

第二节　蛋白质的结构与遗传变异

蛋白质(protein)是由氨基酸残基组成的生物大分子,是构成细胞的主要成分,它决定了细胞的形状、结构,是生命活动的物质基础。

一、蛋白质的基本概念

人体所含的蛋白质种类多达 10 万余种,含量约占人体细胞干重的 45%。生物体结构越复杂,蛋白质种类越丰富。蛋白质是生物功能的载体,每种细胞生命活动都依赖于一种或几种特定的蛋白质。

蛋白质主要由 C、H、O、N 等元素组成,少数含有 S 等元素;其中,N 为蛋白质的特征性元素,各种蛋白质的含氮量很接近,平均约 16%,因此可用定氮法来计算样品中蛋白质的大致含量。每克氮相当于 6.25g 蛋白质,则每克样品中蛋白质的含量(单位为 g)= 每克样品中含氮量(g)×6.25(6.25 为蛋白质的含氮系数)。

二、蛋白质的分子结构

(一)氨基酸
氨基酸是构成蛋白质的基本单位,各种蛋白质水解后的产物都有氨基酸。组成人体蛋白质的氨基酸有 20 种。每种氨基酸都含有一个氨基(—NH$_2$)、一个羧基(—COOH)和一个结构不同的侧链(—R),这三者都连接在同一个碳原子(与官能团相连的碳原子,即 α- 碳原子)上,因此都是 α- 氨基酸。其结构通式见图 2-9。

(二)肽键
肽键是由一个氨基酸的羧基(—COOH)与另一个氨基酸的氨基(—NH$_2$)脱去一个水分子缩合而成的酰胺键(—CO—NH—)(图 2-9)。氨基酸可以通过肽键相互连接,构成长链状分子。

(三)多肽
氨基酸通过肽键连接形成的化合物称为肽。两个氨基酸相连形成二肽,多个氨基酸相连形成多肽(图 2-9)。蛋白质就是由数十个到数百个氨基酸以肽键连接形成的多肽链,它可由一条多肽链构成,也可由两条或多条多肽链构成。

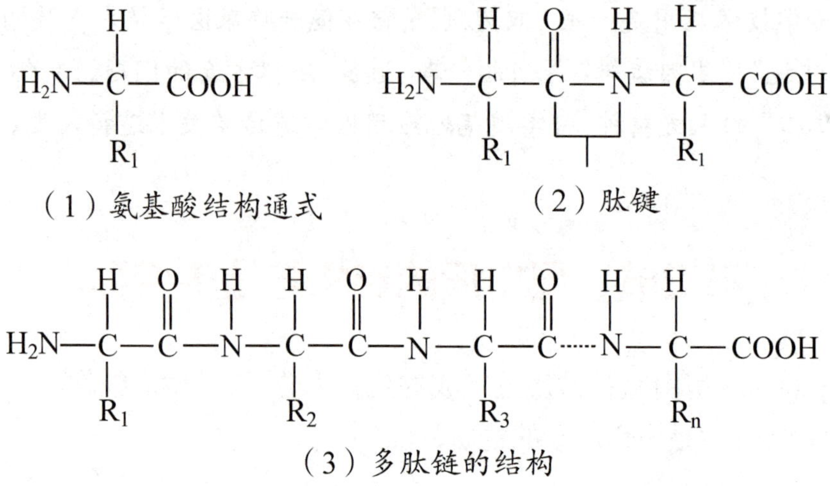

（1）氨基酸结构通式　　　　（2）肽键

（3）多肽链的结构

图 2-9　氨基酸结构通式、肽键与多肽链示意图

（四）蛋白质的结构

1. 蛋白质的一级结构　蛋白质的一级结构是指蛋白质分子中氨基酸的种类、数目和排列顺序，即组成蛋白质的多肽链。肽键是维持蛋白质一级结构稳定的化学键。蛋白质的一级结构对揭示某些疾病的发病机制、指导疾病治疗具有重要意义。

2. 蛋白质空间结构　蛋白质空间结构是指蛋白质在一级结构基础上进一步螺旋、折叠、盘曲所形成的立体空间构象（二、三、四级结构），如二级结构中常见的 α- 螺旋和 β- 折叠。蛋白质的空间结构与其功能密切相关，如果蛋白质空间结构发生改变，其生物学功能也会随之发生变化。

三、蛋白质与遗传变异

核酸通过转录、翻译等过程，决定了蛋白质的基本结构与性质。核酸的遗传信息或蛋白质空间结构发生改变，会引起蛋白质功能异常，有时可导致遗传疾病（分子病）的发生。

（一）镰状细胞贫血

正常人血红蛋白 β 亚基的第 6 位氨基酸残基是谷氨酸，而镰状细胞贫血患者血红蛋白中的谷氨酸变成了缬氨酸，从而导致血红蛋白易于聚集成丝、相互黏着，携氧功能降低，红细胞变成镰刀状且极易破碎，产生贫血。

（二）牛海绵状脑病

牛海绵状脑病俗称疯牛病，是由朊粒蛋白（prion protein，PrP）引起的一组人和动物共患的神经退行性病变，具有传染性、遗传性或散发性的特点。其致病机制推测为朊粒蛋白二级结构有两种不同构型，即 α- 螺旋和 β- 折叠，朊粒蛋白是 α- 螺旋时并不致病，但转变成为 β- 折叠时就变成了致病分子，引发疯牛病。

第三节 酶的结构与遗传变异

 探究与实践

　　某患儿因智力低下、身体及尿液有特殊气味而就诊。检查发现患儿头发淡棕黄色,皮肤白嫩,痴呆面容,虹膜茶褐色,尿三氯化铁试验阳性,血苯丙氨酸 496.8μmol/L。诊断为苯丙酮尿症。该患儿为什么会发病?有哪些治疗措施?

一、酶的结构与作用特点

(一)酶的结构

　　酶是指由生物体活细胞产生的具有催化活性的蛋白质。因其化学本质是蛋白质,酶同其他蛋白质的结构一样,基本组成单位是氨基酸,具有一级结构和空间结构,具有多样性。根据化学组成情况可将酶分为单纯酶和结合酶。单纯酶的水解产物仅有氨基酸,如胰蛋白酶。结合酶由酶蛋白和辅助因子(非蛋白质部分)组成,如水解酶类、合成酶类多属结合酶。

(二)酶的作用特点

　　机体内许多代谢以及生理过程都是在酶的催化下完成的。与一般的化学催化剂相比,酶具有以下作用特点:

　　1. 高度的专一性　酶所作用的对象称为底物。酶对作用的底物具有严格的选择性,一种酶只能对一种或一类底物起催化作用,而对其他底物无催化作用。如淀粉酶只对淀粉水解起催化作用,不能催化脂肪等其他物质水解。酶作用的专一性是由其独特的空间结构决定的。

　　2. 高度的催化效率　酶的催化效率很高,比一般的化学催化剂高 $10^7 \sim 10^{13}$ 倍。酶的高度催化效能确保了许多生化反应在相对温和的条件下顺利进行。

　　3. 高度的不稳定性　酶的催化活性依赖于其特殊的空间结构。酶的空间结构可受到各种因素(如温度、酸碱度、重金属离子等)的影响而发生改变,造成酶的活性的改变或丧失。酶空间结构的易变性导致其催化活性的不稳定性。

二、酶异常与疾病的发生

　　酶催化的生物化学反应称为酶促反应。人体内的代谢过程多是由相应的酶催化的酶促反应,其中任何酶的异常都可能引起代谢障碍而致病。

（一）基因突变引起遗传性酶病

如果基因突变引起某种酶的结构、功能和数量的改变，就会使机体代谢途径被阻断或紊乱，从而导致疾病的发生，这类疾病称为遗传性酶病或先天性代谢疾病。基因突变导致的酶异常可通过以下机制引起疾病：

1. 代谢底物积累　酶的异常导致底物不能被催化成产物而累积在体内，引起疾病。如黏多糖贮积症患者体内降解黏多糖的溶酶体酶（艾杜糖 -2- 硫酸酯酶）缺乏，不能释放出单糖，造成黏多糖在体内各个组织器官贮积。

2. 代谢中间产物积累　酶的缺乏使中间产物大量积累而引起疾病。如半乳糖血症患者体内不能正常合成代谢半乳糖的酶（半乳糖 -1- 磷酸尿苷转移酶），引起血中半乳糖等代谢中间产物浓度升高。

3. 代谢副产物积累　酶的异常导致物质正常代谢途径受阻，其前体物质积累而代偿性进入旁路代谢，产生副产物而引起疾病。如苯丙酮尿症患儿由于肝细胞中苯丙氨酸羟化酶异常，导致苯丙氨酸代谢障碍，从而造成代谢副产物苯丙酮酸积累所致，如能早期给予低苯丙氨酸饮食，可使患儿智力发育正常。

4. 代谢终产物缺乏　酶的活性降低或缺失使其催化的代谢受阻，导致代谢终产物缺乏而引起疾病。如白化病患者由于基因缺陷，体内不能合成酪氨酸酶，从而造成代谢终产物黑色素缺乏而引起白化病。

（二）环境因素引起酶后天性异常

物理、化学和生物等环境致病因素会引起酶的后天性异常，从而导致疾病的发生。如长期肝病患者的肝脏不能正常合成与凝血有关的酶而造成凝血功能障碍；中毒性疾病多是由于酶活性受到抑制而发生，有机磷农药中毒就是由于抑制了乙酰胆碱酯酶的活性而致病。另外，激素代谢障碍或维生素缺乏也可引起某些酶的异常。

本章小结

核酸是生物遗传变异的最重要物质基础，分为脱氧核糖核酸（DNA）和核糖核酸（RNA）两大类。核酸的基本组成单位是核苷酸。DNA 的一级结构是单链的线形结构，二级结构是右手双螺旋结构，三级结构是 DNA 双螺旋盘旋卷曲形成的超螺旋结构；DNA 的主要功能是储存、复制和转录遗传信息。RNA 多为单链线形结构，按结构和功能不同分为信使 RNA、转运 RNA 和核糖体 RNA 三种；RNA 的主要功能是参与蛋白质生物合成。蛋白质是由氨基酸组成的生物大分子，是生物功能的载体。蛋白质的结构发生变化可导致遗传疾病的发生。酶是由生物体活细胞产生的具有生物催化作用的蛋白质分子。酶基因突变会引起遗传性酶病，环境致病因素会引起酶的后天性异常。

一、名词解释

1. 半保留复制

2. 转录

3. 翻译

4. 酶

二、填空题

1. 核酸可分为_____和_____两大类,其基本组成单位是_____。

2. 核酸由_____、_____、_____、_____、_____五种元素组成。

3. 组成 DNA 分子的四种脱氧核苷酸是_____、_____和_____、_____。

4. RNA 分子的四种碱基是_____、_____、_____、_____,其中_____是 DNA 分子中没有的碱基。

5. 蛋白质的一级结构是由_____通过_____连接而成的多肽链。

6. 酶的化学本质是_____。

7. 酶的催化作用特点有、_____、_____和_____。

三、简答题

1. 比较 DNA 与 RNA 的主要区别。

2. 简述 DNA 双螺旋结构模型的主要内容。

3. 简述三种 RNA 在蛋白质生物合成中的作用。

（莫丽平）

第三章 | 遗传的细胞基础

03章

03章 数字内容

学习目标

1. 掌握真核细胞的基本结构；细胞增殖周期的概念和各期特点；减数分裂与配子的发生过程；人类染色体的形态结构、分类和数目。
2. 熟悉细胞核的结构和功能；流动镶嵌模型的概念；细胞分化、细胞凋亡和干细胞的概念。
3. 了解各种细胞器的结构和功能；生物体的生殖和个体发育的一般过程；病毒与人类传染病预防；细胞增殖与肿瘤发生。

除病毒等微生物外，自然界中绝大多数生物都是由细胞（cell）构成的。细胞是生物体形态结构和生命活动的基本单位。

细胞生物学是研究细胞形态结构、功能和各种生命规律的科学。现代细胞生物学从显微、亚显微和分子水平三个层次研究细胞的结构、功能及生命活动过程，细胞核内遗传物质染色体及 DNA 是研究的重点之一。因此，学好细胞生物学基本理论知识，掌握好相关基本操作技能，是学习医学遗传学及相关医学专业课程的前提和基础。

第一节　非细胞形态生命

知识拓展

病毒与人类疾病

在人类社会发展的历史长河中，许多由病毒引起的疾病如影随形，如大家所熟知的天花、病毒性肝炎、艾滋病、狂犬病等。

75% 人类传染病由病毒所致。病毒性疾病具有传染性强、流行广泛、常缺乏特效治疗药物等特点,对人类健康的危害非常大。因此,病毒研究已成为多学科关注的热点,预防病毒感染也成为日常生活的必修课。

一、类病毒的一般形态与结构功能

类病毒(viroid)又称感染性 RNA、病原 RNA,是目前已知最小的能自主复制的生命体,比病毒小(分子量约 105Da)。目前已发现的类病毒有 40 多种,其中 13 种已测定了一级结构。

类病毒比病毒更简单,体内没有蛋白质,只有共价闭合的单链环状 RNA 分子。自然状态下,类病毒 RNA 以高度碱基配对的棒状结构存在。

目前已发现的类病毒多为植物类病毒,能引起特定症状或引起植株死亡,如马铃薯纺锤块茎病、柑橘裂皮病、黄瓜白果病等。

二、病毒的一般形态与结构功能

(一)病毒的形态与大小

病毒(virus)一般呈球形或杆状,也有的呈卵圆形、砖形、蝌蚪状等各种形态;大小常以纳米为单位,多在 20~300nm,大小相差悬殊。病毒的形态、大小是病毒分类鉴定的标准之一。

(二)病毒的分类、结构和功能

病毒结构简单,必须在活细胞或其他生物体内寄生才能生存和繁殖后代。根据不同的标准,病毒有不同的分类:按照寄主类型分类,可分为动物病毒(如禽流感病毒)、植物病毒(如烟草花叶病毒)、细菌病毒(如噬菌体)等;按照遗传物质分类,可分为 DNA 病毒(如乙型肝炎病毒)和 RNA 病毒(如流行性感冒病毒);按照致病性特征分类,可分为温和病毒(如人类免疫缺陷病毒)、烈性病毒(如狂犬病毒)等;按照病毒结构分类,可分为真病毒和亚病毒。

病毒粒子是指一个结构和功能完整的病毒颗粒。病毒粒子主要由核酸和蛋白质组成。核酸位于病毒粒子的中心,构成了它的核心或基因组(genome)。蛋白质包围在核心周围,构成了病毒粒子的壳体,也称衣壳(capsid)。核酸和衣壳合称为核衣壳(nucleocapsid)(图3-1)。最简单的病毒就是裸露的核衣壳,如脊髓灰质炎病毒等。此外,某些病毒的核衣壳外还有一层包膜结构。

病毒体内部的核酸是决定病毒遗传、变异和复制的物质。核酸外的蛋白衣壳不仅起保护病毒核酸的作用,还能介导病毒进入宿主细胞,并具有抗原性。

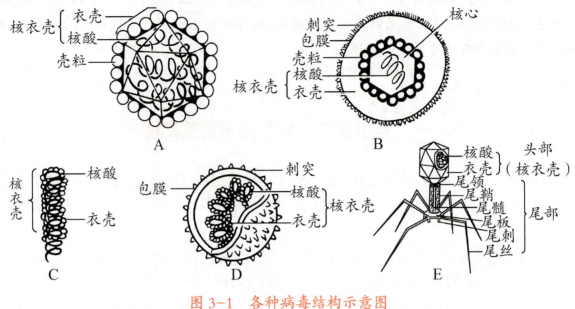

图 3-1　各种病毒结构示意图

A、C 为裸病毒；B、D 为包膜病毒；E 为噬菌体。

第二节　原核细胞的一般形态结构与功能

细胞一般比较微小，需要借助光学显微镜才能看见，其大小通常以微米（μm）和纳米（nm）为单位。根据细胞的进化特征，可将细胞分为原核细胞和真核细胞两大类。自然界中常见的细菌、蓝藻、支原体、立克次体和放线菌等属于原核生物，它们是由原核细胞构成的。

一、原核细胞的一般形态结构

原核细胞（prokaryotic cell）在 30 亿～35 亿年前出现，由非细胞形态的生命大分子演化而来，体积较小，结构简单。最小的支原体直径为 0.1μm，最大的原核细胞也不超过 10μm。

原核细胞的外面包裹细胞膜，多数原核细胞膜外还有一层坚韧的细胞壁保护，细胞壁由蛋白多糖（肽聚糖）和糖脂等组成。细胞壁外面，有的有一层黏质物，有的有鞭毛。原核细胞没有典型的细胞核，只存在一个含环状 DNA 的区域，称为核区或拟核。区域内 DNA 分子裸露，不与蛋白质结合。原核细胞的细胞质中没有细胞器和细胞骨架等结构，只含有核糖体、中间体和糖原颗粒、脂肪颗粒等（图 3-2）。

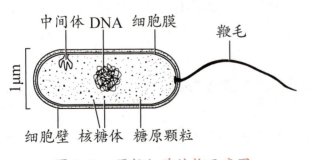

图 3-2　原核细胞结构示意图

二、原核细胞的功能

原核细胞的环状 DNA 分子可以复制,具有较强的可遗传变异特性。细胞质中的核糖体是蛋白质合成的场所;中间体是质膜内陷折叠形成的结构,主要与能量代谢有关。有些原核细胞还含有类囊体等结构,类囊体具有光合作用功能。

 探究与实践

人体内的细菌都是有害的吗?

提到细菌,人们往往认为它是很多疾病的元凶、人体健康的威胁,唯恐避之不及。但人类从出生开始,这种原核生物就在我们身上"安营扎寨"、不断繁殖,并与我们"终生相伴"。据科学家推测,一个人体内的细菌数量可以多达 10 万亿个,约是人体细胞的 10 倍! 多数情况下,体内外的细菌都会与我们"和平共处",部分细菌还能维系我们的代谢功能。因此,保持"菌群平衡"是人类保持健康的重要基础。

你能说出对人体有保护作用的细菌有哪些吗? 抗生素如果长期、过量使用,会对人体造成哪些伤害?

第三节　真核细胞的基本结构与功能

真核细胞(eukaryotic cell)是由原核细胞进化而来的,它与原核细胞相比,最明显的特征就是具有由核膜包被的典型细胞核,细胞核内有 DNA 和蛋白质结合形成的染色质,细胞质中有各类细胞器。由真核细胞构成的生物称为真核生物,自然界中绝大多数生物都是真核生物。

1. 真核细胞的基本形态和结构　真核细胞通常比原核细胞大,直径一般为十几到几十微米,但也有少数例外,如一些鸟卵(不包括蛋清)直径可达几厘米,人类的坐骨神经细胞直径约为 100μm,但其细胞突起可达 1m。细胞的大小与其功能相适应,如人类最小的细胞是头部只有 5μm 的精子,这与快速运动和完成受精的功能相适应。

由于结构、功能和所处的环境不同,各类真核细胞形态千差万别。细胞的形态常与其功能密切相关,如卵细胞的球形外观有利于运动和储存营养物质;红细胞为了顺利通过毛细血管而呈双面凹陷的圆盘形;具有收缩功能的肌细胞多为纺锤形或纤维形;具有传导功能的神经细胞则为星形,多具有长的突起;也有的细胞,如血液中的白细胞,形态会随着所处的环境改变而变得不规则(图 3-3)。

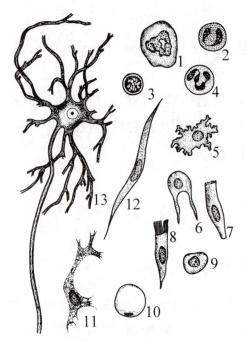

图 3-3　人体细胞的几种形态

1～4. 血细胞；5～9. 上皮细胞；
10、11. 结缔组织细胞；12. 肌细胞；
13. 神经细胞。

一般来说,在光学显微镜下看到的结构称为显微结构,而把在电子显微镜下看到的结构称为亚显微结构。在光镜下真核细胞的结构可分为细胞膜、细胞质和细胞核三部分。在电镜下真核细胞的结构可分为膜相结构和非膜相结构两部分(图3-4)。前者包括细胞膜和由生物膜所包被的结构(内质网、线粒体、高尔基体、溶酶体、过氧化物酶体和核膜等)。非膜相结构是指没有被生物膜包被的结构(核糖体、中心体、细胞骨架和细胞质基质等)。

不同种类生物组成生物体的细胞数目不同。单细胞生物个体仅由一个细胞构成,多细胞生物一般由数以万计的细胞组成,如成人大约有 2×10^{14} 个细胞,新生婴儿约有 2×10^{12} 个细胞。

2. 真核细胞的生物学功能　真核细胞是生物体形态结构和生命活动的基本单位。其主要功能:①构成各种生物有机体,是生物体结构的单位。②能够利用能量和转变能量,如细胞能将化学键能转变为热能和机械能等,以维持细胞的各种生命活动。③具有生物合成的能力,能把小分子的简单物质合成大分子的复杂物质,如合成蛋白质、核酸等。④具有自我复制的能力,如遗传物质的复制。⑤具有分裂繁殖的能力,通过细胞分裂将细胞的特性遗传给下一代细胞。此外,还具有协调机体整体生命的能力等。

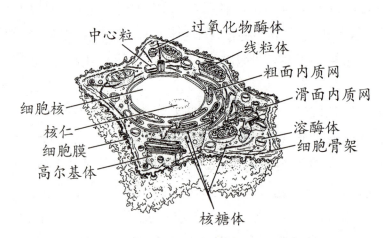

图 3-4　真核细胞的亚显微结构模式图

一、细　胞　膜

细胞膜（cell membrane）是包围在细胞质外周的一层界膜，又称质膜（plasma membrane）。细胞膜和细胞内膜系统总称为生物膜（biomembrane），它们的化学组成和分子结构基本相似。电子显微镜下生物膜一般呈现典型的三层结构，即内、外两层致密的暗带，中间夹一层疏松的亮带。具有这种三层结构的生物膜被称为单位膜，如电镜下人的红细胞膜由一个单位膜构成，总厚度约7.5nm，它是由内、外两层各平均为2nm的致密暗带和中间厚约3.5nm的疏松亮带构成，具有典型的三层结构。因此，细胞膜和细胞内的膜相结构多由单位膜所构成。

（一）细胞膜的化学组成

细胞膜主要由脂类、蛋白质及糖类组成，此外还有水、无机盐和少量的金属离子。各种不同类型细胞的细胞膜的化学组成基本相似，但化学成分的比例有所差异。一般来说，脂类和蛋白质所占比例的变化范围从1:4到4:1。执行复杂功能的细胞，其细胞膜中蛋白质比例大；反之，所占比例小。

1. 膜脂　细胞膜上的脂类统称为膜脂（membrane lipid）。它是细胞膜的主要成分之一，约占细胞膜化学组成的50%。膜脂主要有磷脂、胆固醇和糖脂，其中以磷脂为最多。三种脂类都是兼性分子，由亲水的极性头部和疏水的非极性尾部构成。在水溶液中，膜脂亲水的头部彼此紧密靠拢且暴露在外边的水溶液中，而疏水的尾部埋藏在内侧，形成球状的脂质分子团或脂质双分子层。膜脂构成了细胞膜的基本骨架结构。

2. 膜蛋白　细胞膜中的蛋白质称为膜蛋白（membrane protein）。膜蛋白是细胞膜的重要组成成分。它们通过附着于膜的表面、镶嵌在膜的内部等方式与膜结合。根据执行膜的功能不同，膜蛋白分为运输蛋白、酶、链接蛋白和受体等。根据膜蛋白与膜脂的结合方式不同，膜蛋白分为外在膜蛋白和内在膜蛋白两类。

（1）外在膜蛋白：又称外周蛋白，为水溶性蛋白，占膜蛋白的20%~30%。它通过离子键、氢键与膜脂分子的极性头部相结合；或通过与内在膜蛋白的相互作用，间接与膜结合。这部分蛋白质与膜结合力较弱。

外在膜蛋白与细胞的胞吞作用、变形运动和细胞分裂时胞质与胞膜的缢缩作用有关。又因外在膜蛋白有一部分与内在膜蛋白露在膜外的部分相连，所以它的收缩可以调节内在膜蛋白的位置。

（2）内在膜蛋白：又称镶嵌蛋白，占膜蛋白的70%~80%，在复杂功能的膜中存在较多，反之较少。内在膜蛋白有的贯穿全膜，称为跨膜蛋白；有的一部分嵌入膜中，另一部分暴露在膜外。内在膜蛋白与膜的结合较紧密。

内在膜蛋白功能很多，除了具有支持功能外，还具有细胞的物质运动、能量传递、神经传导、信息传递等功能。

3. 膜糖类　在细胞膜的外侧（即非胞质侧），有糖的残基聚合而成、呈树枝状的糖链，分别与膜蛋白和膜脂结合形成糖蛋白和糖脂，这些糖类占膜重量的 2%～10%。

膜糖类是细胞抗原性及血型的分子基础，在细胞识别、黏附和信息交换中起重要作用，并与细胞免疫、细胞癌变以及对药物、激素的反应有密切关系。

（二）细胞膜的分子结构及特性

1. 细胞膜的分子结构　细胞膜具有复杂而重要的生理功能，这些功能与膜中蛋白质、脂质、糖类之间相互作用的组成结构有关。自 19 世纪后期以来在学者们提出的多种细胞膜分子结构的模型中，被公认的是 1972 年桑格（Singer）和尼克尔森（Nicolson）提出的流动镶嵌模型（fluid mosaic model）。

该模型认为，流动的脂质双分子层构成了细胞膜的基本骨架，膜中球形的蛋白质分子以各种形式与脂质双分子层结合，有的附着在膜的内外表面，有的部分嵌入膜中，有的贯穿膜的全层。这些蛋白质分子能在脂质双层内或表面移动（图 3-5）。

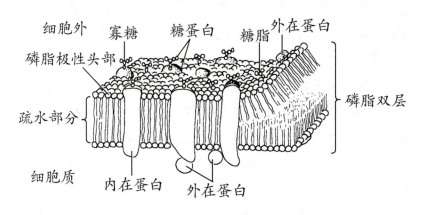

图 3-5　流动镶嵌模型示意图

2. 细胞膜的特性

（1）细胞膜的流动性：是指膜脂和膜蛋白处于不断的运动状态。这是由于细胞膜的脂质双分子层具有液晶态的结构，它的组成成分排列既是有序的，又是流动的，介于晶态与液态之间。在正常生理条件下，细胞膜大多处于液晶态，不断处于热运动中；当温度下降到某一点时，它们从流动的液晶态转变为晶态；温度上升时，晶态又可以溶解为液晶态，这一温度称为膜的相变温度。在相变温度以上，液晶态的膜脂总是处于流动状态，运动方式主要有侧向运动、转动、翻转运动、左右摆动等。嵌入其中的膜蛋白也处于运动状态，它们协同完成细胞膜的功能活动。细胞膜的流动性是细胞生命活动的必要条件。

（2）细胞膜的不对称性：膜的内外两层在结构和功能上有很大的差异，这种差异称为细胞膜的不对称性。细胞膜的不对称性决定膜功能的方向性。

1）膜脂分布的不对称性：脂质双层的脂类组成成分有很大不同，含量和比例存在差异。胆固醇的分布也不对称，主要分布于膜的外层。

2）膜蛋白分布的不对称性：膜蛋白分布的不对称性是绝对的，没有同一种蛋白质既分布在膜内层，又分布在膜外层。跨膜蛋白虽然贯通膜的两面，但是突出在膜两侧的氨基酸种类和排列顺序有明显差异，亲水端长度也有所不同。细胞膜上的酶蛋白和受体，有的只分布于细胞膜外表面，有的只分布于细胞膜内表面。

3）膜糖类分布的不对称性：膜糖类只分布在膜的非胞质侧，即位于细胞膜的外表面、内膜系统膜的内表面。

（三）细胞膜的功能

细胞膜是连接细胞内环境与外环境的桥梁，膜的转运系统完成细胞与其生存环境的物质交流，使细胞吸收营养、排出代谢物、维持细胞内外离子平衡等。细胞膜上存在着多种多样的受体，以识别内外各种信号、调控细胞的应激性、协调细胞各部分的活动。另外，细胞膜表面还存在膜抗原，使之具有免疫特性。

1. 细胞膜的物质运输功能　根据被运输物质的分子大小，可分为小分子物质的被动运输和主动运输、大分子物质的胞吞作用和胞吐作用两大类。

（1）小分子物质的跨膜运输：主要有被动运输与主动运输两种方式。

1）被动运输（passive transport）：是指物质顺着浓度梯度（或电化学梯度，下同），由浓度高的一侧经过细胞膜向浓度低的一侧运输。这一过程不需要消耗细胞的代谢能，细胞膜仅起屏障作用。被动运输又可分为单纯扩散和易化扩散两种（图3-6）。

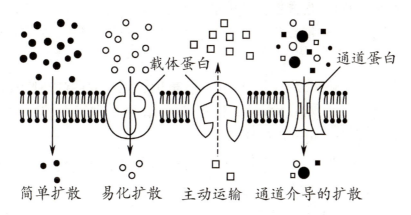

简单扩散　　易化扩散　　主动运输　通道介导的扩散

载体蛋白　　通道蛋白

图3-6　小分子物质跨膜运输方式示意图

单纯扩散（simple diffusion）又称简单扩散，是指物质从浓度高的一侧通过细胞膜向浓度低的一侧扩散的过程，不需要消耗细胞内的代谢能，只要物质在膜两侧保持一定的浓度差，高浓度溶液本身所含的势能即可促成物质移动，进出细胞膜。例如，甘油、乙醇、苯等脂溶性强的非极性分子和不带电荷的小分子物质进出细胞都通过简单扩散的形式。

易化扩散（facilitated diffusion）又称帮助扩散，是指不需要消耗代谢能，但需要借助于细胞膜上专一性较强的特异蛋白的帮助，顺浓度梯度的物质运输方式。所谓特异蛋白，就是镶嵌于细胞膜上的运输蛋白，主要有通道蛋白和载体蛋白两种。许多极性相对较大或带电的物质，如葡萄糖、氨基酸、核苷酸等，进出细胞可通过易化扩散的方式转运。

通道蛋白既可以开放,也可以关闭。开放式中心有对离子有高亲和力的亲水性通道,允许适当大小的离子顺浓度梯度通过,称为离子通道,如 Na^+、K^+、Cl^-、Ca^{2+} 等通道。

载体蛋白是一类能与特定分子如葡萄糖、氨基酸等结合的膜镶嵌蛋白。载体蛋白与被转运物质结合时,构象发生变化,将被转运的物质从膜的一侧转运至另一侧。运输完成,载体与物质分离,载体蛋白恢复到原有构象。

通道蛋白和载体蛋白介导和运输物质时都不需要消耗能量,所以属于被动运输。

2)主动运输(active transport):是指物质逆浓度梯度或电化学梯度,在膜上载体蛋白的作用下,通过消耗代谢能,将物质从低浓度一侧透过膜向高浓度一侧转运的运输方式。

正常生活的细胞内的 K^+ 浓度比细胞外高,Na^+ 浓度则比细胞外低,氨基酸含量比细胞外高,Ca^{2+} 浓度比细胞外低,这些现象的持续维持都是由细胞膜的主动运输来完成的。这种转运过程是依靠细胞膜上被称为"泵"的一种特殊镶嵌蛋白来完成的。"泵"有多种,分别运输相应的物质。例如,Na^+–K^+ 泵就是在能量的作用下逆浓度梯度把 Na^+ 泵出细胞外,把 K^+ 摄入细胞内,从而维持膜电位,维护细胞渗透压平衡,保持细胞体积恒定。

(2)大分子的跨膜运输:当大分子物质和颗粒物质进出细胞时,不能直接通过细胞膜,而是由质膜先形成膜泡,然后通过消耗能量而完成转运,这种转运方式称为膜泡运输,也属于主动运输的方式。根据物质转运方向,可以把膜泡运输分为胞吞作用和胞吐作用两种类型。

1)胞吞作用(endocytosis):又称入胞作用,是指不能直接穿过细胞膜的大分子物质从细胞外转运至细胞内的过程。胞吞作用分为吞噬作用和吞饮作用两种类型,这主要是根据入胞物质的性质和分子量大小而区分的。

吞噬作用是细胞吞入较大固体颗粒和大分子复合物的运输过程。吞噬作用形成的囊泡称为吞噬小体或吞噬泡。哺乳动物体内分布在组织或血液中承担消灭异物、防止微生物侵入、清除衰老和死亡细胞的巨噬细胞、单核细胞等特化细胞具有这一功能。

吞饮作用也称胞饮作用,是指细胞摄入液体和溶解物的过程,是细胞摄入细胞外基质中多种分子、微小颗粒物的主要途径。

2)胞吐作用(exocytosis):又称出胞作用、外排作用,是指细胞合成的分泌物或者其他膜泡中的代谢产物经细胞膜排出的转运方式,其过程与胞吞作用的过程相反。根据排出对象的差异,常见的胞吐作用有分泌作用、排泄作用等类型。分泌作用主要转运的是细胞合成物,如内分泌腺分泌的激素,外分泌腺分泌的酶原颗粒或黏液,神经细胞分泌、释放的神经递质等;排泄作用排出的主要为细胞代谢物。

胞吞作用和胞吐作用广泛存在于动物细胞,这两个过程既是细胞物质转运的重要方式,也是膜相结构转换的重要途径。通过胞吐作用囊泡膜可掺入到细胞膜中,通过胞吞作用膜结构又可回到细胞质中,这样就在细胞内形成"膜流",通过"膜流"使胞内膜和细胞膜得到不断的交换、更新（图3-7）。

2. 细胞膜抗原与免疫作用　细胞膜表面镶嵌在膜中的糖蛋白称为膜抗原（membrane antigen），它是能够刺激机体免疫细胞产生相应抗体的抗原大分子物质，如人类红细胞膜上的血型抗原。不同个体细胞膜上的抗原不同，且同一个体的细胞膜上的抗原种类很多。

3. 细胞膜受体与信息传递功能　细胞膜受体是镶嵌在膜脂质双分子层中的特异性糖蛋白，它们能识别、结合专一的活性物质（配体），生成复合物，激活和启动细胞内部功能活动的

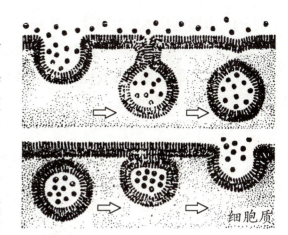

图3-7　大分子膜泡运输［胞吞（上）、胞吐（下）］作用示意图

一系列变化，从而产生生理效应，如肝细胞膜上的β受体。存在于细胞质和细胞核内的受体称为细胞内受体，如性激素受体。如激素、神经递质、药物等能与受体结合并产生效应的物质统称为配体，它是细胞生存环境传递信息的物质。

受体有两个重要功能：一是能够识别配体并与之结合；二是与配体结合后能引起细胞内一系列代谢反应和生理效应。

4. 细胞外被与细胞识别　对一般动物细胞而言，细胞外被（cell coat）是指位于细胞膜外表面的、由糖蛋白和糖脂的寡糖链组成的一层多糖物质。细胞外被除对细胞有保护作用外，还有细胞识别、细胞的接触抑制及细胞间的黏着性等重要作用。

二、细　胞　质

细胞质（cytoplasm）是在细胞膜以内、细胞核以外的原生质。它是由均质、半透明的胶体物质状的细胞质基质、具有一定的形态结构和功能的细胞器及内含物构成。在真核细胞中，细胞质一般占整个细胞体积的50%～60%。因为多数细胞生存所需的蛋白质的合成和细胞代谢都在细胞质中进行，所以细胞质又被称为细胞代谢活动的"反应基地"。

（一）细胞器

存在于细胞质基质中、具有一定的形态结构、能行使一定功能的"小器官"称为细胞器。人类细胞的细胞器包括由单位膜包被的线粒体、内质网、高尔基体、溶酶体、过氧化物酶体等，还有无单位膜包被的中心体、核糖体等。

1. 内质网（endoplasmic reticulum）　内质网普遍存在于动植物细胞中（哺乳动物的红细胞除外）。电镜下，它是由一层单位膜围成，外与细胞膜相连，内与核膜相连，占细胞全部膜成分的一半以上。

（1）内质网的结构与分类：内质网是由膜形成的小管、小泡和扁平囊构成的复杂网

状结构。内质网膜围成的腔称内质网腔,内含丰富的酶类。根据内质网形态的不同可分为粗面内质网(RER)及滑面内质网(SER)。粗面内质网的主要特点是在内质网膜的外面附有颗粒状的核糖体(或称核蛋白体)。滑面内质网的特点是膜上无颗粒,呈管状,小管彼此连接成网(图 3-8)。

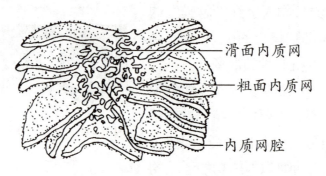

图 3-8　内质网结构示意图

（2）内质网的功能:粗面内质网不仅能在其核糖体上合成蛋白质,而且也参加蛋白质的修饰、加工和运输。滑面内质网与脂类物质的合成、糖原和其他糖类的代谢有关,也参与细胞内的物质运输。整个内质网提供了大量的膜表面,有利于酶的分布和细胞的生命活动。

2. 高尔基体(Golgi body)　电镜下,高尔基体常位于细胞核附近,由单层膜的网状结构构成。

（1）高尔基体的结构:由一些表面光滑的扁平囊、大囊泡和小囊泡三部分构成。扁平囊往往平行重叠在一起,横切面呈弓形,因此形成凸面朝向细胞核的形成面、凹面朝向细胞膜的成熟面。大、小囊泡不断从扁平囊形成,分散在它的周围(图 3-9)。

（2）高尔基体的功能:高尔基体参与细胞的分泌过程,将内质网合成的多种蛋白质进行加工、分选、包装,运输出泡;进行糖的生物合成;并参与糖蛋白的合成和修饰。因此,高尔基体也被称为蛋白质的"包装车间"及"发送站"。

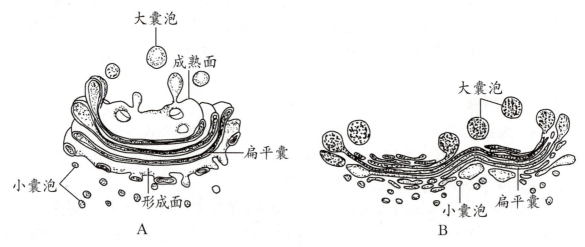

图 3-9　高尔基体结构模式图

A. 立体结构;B. 切面图。

3. 溶酶体（lysosome）

（1）溶酶体的形态结构和分类：电镜下，溶酶体是由一层单位膜构成的囊状小体，大小为 0.25～0.8μm。溶酶体内部含有 60 多种水解酶，特征性的酶是酸性磷酸酶。这些酶能把一些大分子（如蛋白质、核酸、脂类等）分解为较小的分子，供细胞内的物质合成或供线粒体的氧化需要。

根据功能状态不同溶酶体可分为初级溶酶体、次级溶酶体和三级溶酶体三类。①初级溶酶体：是从高尔基体上脱落、只含有水解酶而没有作用底物的溶酶体。②次级溶酶体：是含有底物被溶解后小泡的、执行生理功能的溶酶体。③三级溶酶体：是含有残留的未被消化分解物质的溶酶体，也称残余小体。

（2）溶酶体的功能：主要功能是酸性水解酶的消化作用；此外，溶酶体还与机体的防御和免疫、激素的合成和释放、卵细胞和精子受精等过程有关。

1）消化作用：根据被消化物的来源不同可分为细胞吞噬物质的消化和细胞自身物质的消化两种。①细胞吞噬物质的消化：是溶酶体消化分解经胞吞作用摄入细胞内的各种大分子物质、细菌和病毒等；还有胞饮作用摄入的可溶性物质。②细胞自身物质的消化：是消化细胞内衰老和损伤的细胞器或细胞器碎片的过程。溶酶体对更新细胞成分、维持细胞的生理功能具有重要的作用。

2）溶酶体的自溶作用：是指在生理和病理条件下，溶酶体的膜破裂，水解酶释放到细胞质中，引起细胞本身被分解的过程，也称为细胞自溶，如蝌蚪变成青蛙时尾部的消失、女性卵巢黄体的萎缩。

4. 核糖体（ribosome） 核糖体是一种非膜相结构的细胞器，除哺乳动物成熟红细胞外，核糖体存在于所有细胞中。

（1）核糖体的组成和结构：电镜下，核糖体呈圆形或椭圆形，由大、小亚基两个亚单位构成。核糖体的化学组成成分是 rRNA 和蛋白质。在原核细胞中，rRNA 占 60%，蛋白质约占 40%；在真核细胞中，rRNA 和蛋白质各占 50%（图 3-10A）。

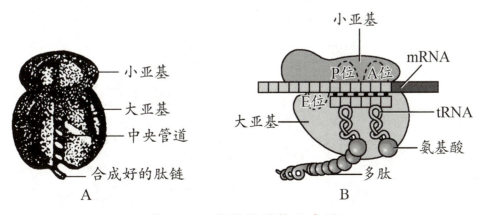

图 3-10　核糖体结构示意图

A. 核糖体立体结构模式图；B. 翻译过程中核糖体结构模式图。

在活细胞中,核糖体可游离在细胞质中,也可附着在粗面内质网上。当进行蛋白质合成时,游离的核糖体可与一条 mRNA 分子结合形成多聚核糖体,同时进行多条多肽链的合成。

（2）核糖体的功能:核糖体是细胞内蛋白质合成的场所（图 3–10B）。粗面内质网上的附着核糖体主要合成分泌蛋白,如免疫球蛋白、激素等;游离核糖体主要合成结构蛋白,如酶、组蛋白等。两种核糖体的比例随着细胞生理功能的变化而变化,这成为辨别肿瘤细胞的标准之一。

5. 线粒体（mitochondrion） 线粒体普遍存在于除哺乳动物成熟红细胞以外的所有真核细胞中。

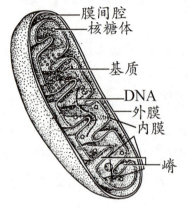

图 3–11 线粒体结构示意图

（1）线粒体的形态结构:光镜下,线粒体是一些线状、小杆状或颗粒状的结构。电镜下,线粒体表面是由双层膜构成的囊状结构。内膜向内形成一些皱褶,称为线粒体嵴。两层膜之间的腔称为膜间腔,又称外腔。嵴与嵴之间的空腔称为嵴间腔,又称内腔。内腔中含有基质和蛋白质等（图 3–11）。

（2）线粒体的功能:线粒体是细胞进行有氧呼吸和供能的场所。细胞内 95% 以上的能量来自线粒体的氧化作用,因此线粒体也称为细胞的"供能中心"或"动力工厂"。线粒体具有一定的遗传自主性,但其生存和执行功能必须依赖细胞核,因此称为半自主性细胞器。

线粒体结构和功能复杂且敏感多变,细胞内外的环境改变都可引起它的改变,因此线粒体又可作为疾病诊断和测定环境因素的指标。

6. 中心粒（centriole） 中心粒存在于动物细胞和低等植物细胞中,在细胞间期位于细胞核附近,在细胞分裂期位于纺锤体的两极。

（1）中心粒的形态结构:电镜下,中心粒呈柱状体,由 9 组小管状的 3 联体微管构成,管的排列方向与柱状体的纵轴平行（图 3–12）。中心粒通常成对存在,2 个中心粒在空间上垂直排列,周围有一团致密的物质,称中心球,两者复合的结构称中心体。

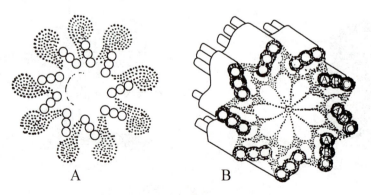

A   B

图 3–12 中心粒结构示意图

A. 中心粒横切面示意图;B. 风轮状中心粒示意图。

（2）中心粒的功能：中心粒在细胞的有丝分裂时形成纺锤丝，还参与纤毛、鞭毛的形成。另外，因中心粒存在 ATP 酶，所以与细胞能量代谢有关，可为细胞运动、染色体移动提供能量。

7. 过氧化物酶体（peroxisome） 过氧化物酶体又称微体，普遍存在于动植物细胞中。

（1）过氧化物酶体的结构：是由一层单位膜包裹而成的囊泡状细胞器，电镜下呈圆形或卵圆形。在哺乳动物中，只有肝细胞、肾上皮细胞中有典型的过氧化物酶体，大多数细胞中的过氧化物酶体较小，被称为微过氧化物酶体。通常它含有 40 多种氧化酶，标识酶是过氧化氢酶。

（2）过氧化物酶体的功能：过氧化物酶体担负着清除血液中各种毒素的作用。它体内的氧化酶能催化多种物质生成过氧化氢（H_2O_2），而过氧化氢酶能将 H_2O_2 分解成 H_2O 和 O_2，所以对细胞有保护作用。例如，人们摄入的酒精有一半是通过此途径被氧化的。另外，过氧化物酶体数目和形态结构上的变化还是细胞病变或异常的指标。

8. 细胞骨架（cytoskeleton） 细胞骨架是真核细胞特有的非膜相立体网架结构，与细胞膜和核膜在结构上联系。它主要包括微管、微丝和中间纤维（图 3-13）。

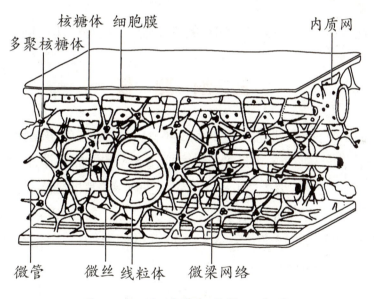

核糖体 细胞膜 内质网
多聚核糖体
微管 微丝 线粒体 微梁网络

图 3-13 细胞骨架结构示意图

（1）微管（microtubule）和微丝（microfilament）：微管是中空的圆柱状结构，在细胞中有三种存在形式。①单管微管：由 13 根原纤丝组成，是细胞质中的主要存在形式。②二联管微管：由 23 根原纤丝组成，主要存在于鞭毛和纤毛的杆状部。③三联管微管：由 33 根原纤丝组成，主要分布在中心体和鞭毛、纤毛的基部。

微丝为实心的纤维结构，化学成分主要是肌动蛋白。它集中在细胞膜内侧，常以束状、网状散在于细胞质特定空间位置上。

微管与微丝的功能是共同构成细胞的支架，维持细胞形态；参与细胞运动、细胞分裂、细胞内物质运输；与中心粒、鞭毛和纤毛的形成有关；维持细胞器的定位和分布；参与细胞的信号转导；微丝参与肌肉收缩等。

（2）中间纤维：又称中等纤维或中丝，是中空管状结构，直径介于微丝和微管之间。在细胞核膜下形成核纤层，是细胞纤维中最复杂的一种。

中间纤维的功能是形成细胞质中的网状骨架系统，在细胞内和细胞间起支架作用；与细胞器和细胞核的定位有关；参与物质运输和信息传递；在细胞分裂时对纺锤体与染色体起空间定向支架作用。

细胞骨架是生命活动不可缺少的细胞结构，若发生异常，可引起恶性肿瘤、神经系统疾病和一些遗传病。

（二）细胞质基质

细胞质基质也称细胞液，是指细胞质中除各种细胞器和内含物以外的较为均质而且半透明的液体部分。它既含有水和无机离子，也含有糖类、脂类、氨基酸和核苷酸等代谢中间产物，还含有大量的可溶性蛋白质、蛋白质衍生物和酶。

细胞质基质的功能是为各种细胞器维持正常结构提供适宜环境；为各种细胞器提供完成功能活动的反应底物；是蛋白质、脂肪等合成和代谢的场所。

（三）内含物

内含物是细胞代谢的产物或进入细胞的外来物，不具有代谢活性。

三、细 胞 核

细胞核（nucleus）是真核细胞的重要组成部分，是由双层单位膜包被的球形或椭圆形的核体，是储存遗传物质的区域，也是 DNA 复制、RNA 转录的基地，同时也是细胞代谢、生长、分化、生殖、遗传和变异的调控中心。人体除红细胞外，其他细胞失去细胞核便会死亡。

细胞类型不同，细胞核的形态、大小、数量及在细胞质的位置各不相同。细胞核的结构在细胞生活周期的不同阶段变化较大。间期细胞核结构完整，包括核膜、核仁、染色质和核基质四部分（图 3-14）。

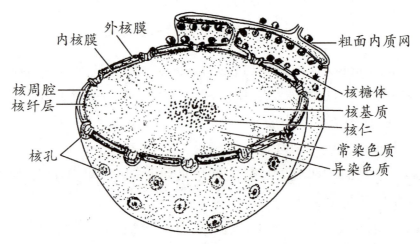

图 3-14　细胞核的基本结构及其与内质网的关系示意图

（一）核膜

核膜包括核被膜、核周隙、核纤层和核孔复合体。

1. 核被膜的结构和功能　核被膜（nuclear envelope）包裹在核表面,由基本平行的内核膜、外核膜构成。两层膜的间隙称为核周隙（perinuclear space）,也称核周池。外核膜表面有核糖体附着,并与粗面内质网相续;核周隙亦与内质网腔相通,内有蛋白质和酶。因此,核被膜也参与蛋白质合成。

2. 核纤层的结构和功能　内核膜的核质面有一层由细丝交织形成的致密网状结构构成的核纤层（nuclear lamina）,成分为中间纤维蛋白。核纤层与细胞质骨架、核骨架连成一个整体,为核被膜和染色质提供了结构支架。核纤层也是染色质纤维特定部位的附着部位。在细胞周期中,核膜的裂解和重建也与核纤层有关。

3. 核孔复合体的结构和功能　核膜的内外层彼此融合、形成的圆形空洞称为核孔（nuclear pore）。核孔的数量因细胞的种类和细胞功能状态的不同而不同,并且它并不是单纯的孔洞,而是一个由蛋白质组成的复杂结构,称为核孔复合体,是核、质之间物质交换的重要通道。核中转录、加工成熟的 RNA,组装成的核糖体的大、小亚基,都是通过核孔运输到细胞质中去的。而在细胞质中合成的各种复制、转录酶,组装染色体所需的组蛋白、非组蛋白等,则通过核孔转运到细胞核中。

（二）核仁

核仁（nucleolus）在光镜下为一强折光性的球状体。它的数目、形状、大小和位置随着生物种类、细胞类型和细胞代谢状态的不同而不同。

1. 核仁的结构　电镜下,核仁由核仁相随染色质、纤维成分、颗粒成分、核仁基质四部分组成（图 3-15）。

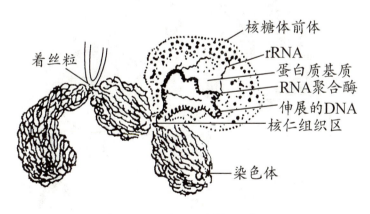

图 3-15　核仁结构示意图

（1）核仁相随染色质:又称纤维中心,包括核仁周边染色质和核仁内染色质。核仁周边染色质主要是异染色质,而核仁内染色质是常染色质。

（2）纤维成分:为电镜下表现为电子密度最高的部分。其主要成分是 rRNA 和蛋白质,构成了核仁的海绵状网架。

（3）颗粒成分：为电镜下表现为电子密度很高的颗粒，是由 rRNA 和蛋白质组成的核糖体亚单位前体物构成，多分布在纤维成分的周围。

（4）核仁基质：是无定形的蛋白质性液体物质，与核基质相同，两者可能是同一种物质，它是上述三种结构的存在环境。

2. 核仁的主要功能　合成 rRNA 和装配核糖体的大、小亚基，控制蛋白质的合成速率。

在细胞周期中，核仁的结构和功能随着细胞的周期性变化而发生周期性的变化，也称核仁周期。

（三）染色质和染色体

染色质（chromatin）是细胞内易被碱性染料着色的物质，是一串细细的载体。电镜下，间期细胞核中染色质是一种串珠状细微纤丝；当细胞进入有丝分裂期时，染色质高度折叠、盘曲而凝缩成条状或棒状的特殊形态，称为染色体（chromosome）。因此，染色质和染色体是同一种物质在细胞周期不同时期的两种不同表现形式。

1. 染色质的化学组成与结构　染色质主要成分是 DNA、组蛋白、非组蛋白和少量RNA。染色质的基本结构单位是核小体。它是由 5 种组蛋白和 200 个左右的碱基对的DNA 组成的。

由染色质过渡到染色体的过程中，分别经历了核小体、螺线管、超螺线管和染色单体四个阶段，从 DNA 分子到形成染色体经历了四级包装和压缩，长度压缩为原来的 1/10 000～1/8 400（图 3-16）。

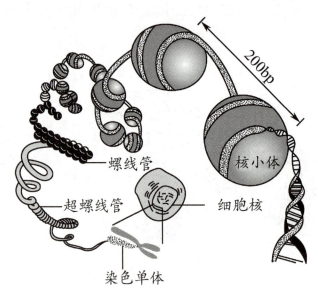

图 3-16　染色质和染色体结构转换示意图

2. 染色质分类　间期核内染色质可根据形态和功能的不同分为常染色质和异染色质两类。

（1）常染色质（euchromatin）：又称伸展性染色质，是指间期核中对碱性染料着色较浅、螺旋化程度低、较伸展、有功能的染色质。它位于核的中央,积极地进行复制与转录,参与 RNA 及蛋白质的合成,控制着细胞的代谢活动。

（2）异染色质（heterochromatin）:又称浓缩染色质,是指间期核中对碱性染料着色较深、螺旋化程度高、处于凝聚状态的染色质。异染色质通常位于核的边缘,功能上很不活跃,很少进行转录。

常染色质和异染色质在一定条件下可以互相转化。

3. 染色体的数目　不同物种的染色体数目不同,同一物种染色体数目是恒定的。人类是二倍体生物,体细胞中的染色体成对存在,表示为 $2n=46$。生殖细胞中染色体为单倍体,表示为 $n=23$,数目是体细胞的一半。恒定的染色体数目对维持物种的遗传稳定性具有重要意义。

（四）核基质

核基质是细胞核中除核膜、染色质与核仁以外的成分,包括核液与核骨架两部分。核液含水、离子、酶类等。核骨架（nuclear skeleton）是由多种蛋白质形成的三维纤维网架,并与核被膜、核纤层相连,对核的结构具有支持作用。

四、细胞的整体性

细胞在结构上、功能上和各种活动的调控上都具有统一的整体性。

（一）细胞在结构上的整体性

细胞的细胞膜、细胞质、细胞器、细胞核连成了一个膜结构,是一个统一的整体。如内质网内连核膜,外连细胞膜,把细胞连成一个整体。

（二）细胞在功能上的整体性

细胞中每个结构都有不同的作用,但是细胞要表现出它的功能,则需要各结构相互配合、相互作用。例如,细胞要分泌唾液淀粉酶,就要先在细胞核中转录,核糖体上合成,内质网和高尔基体上加工,最后由细胞膜排出,在整个过程中还要线粒体提供能量。

（三）细胞在活动的调控上的整体性

细胞核是遗传物质存储和复制的主要场所,是生物体新陈代谢和一切生命活动的控制中心。细胞质为细胞核提供营养物质和能量,细胞核控制着细胞质的主要代谢,两者缺一不可。

第四节　人类染色体

染色体是遗传物质的载体,人体的体细胞染色体数目为 23 对（46 条）。其中 22 对为男女所共有,称为常染色体（autosome）;另外一对为决定性别的染色体,男女不同,称为性染色体（sex chromosome）,男性为 XY,女性为 XX。

一、染色体的形态结构

染色体的形态在细胞增殖的不同时期不断变化,在中期时染色体凝缩,形态清晰、典型而最易辨认,被用于研究和临床染色体病的诊断(图 3-17)。

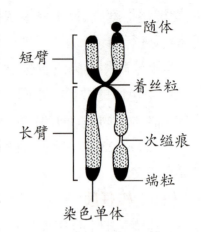

图 3-17　染色体模式图
（细胞增殖中期）

1. 染色单体(chromatid)　每一中期的染色体均由两条姐妹染色单体构成,两条单体通过着丝粒彼此相连。它是在细胞分裂间期经同一条染色体复制后形成的,每条染色单体内含有一个 DNA 分子。

2. 着丝粒(centromere)　着丝粒是两条姐妹染色单体连接处浅染、内缢的部位,也称主缢痕。在细胞分裂时,着丝粒区是纺锤丝的附着之处,因此它与染色体的运动有关。

3. 染色体臂(chromosome arm)　着丝粒将染色体横向分为短臂(p)和长臂(q)两部分。

4. 次缢痕(secondary constriction)　在某些染色体的长臂或短臂上存在浅染缢缩的区段,称次缢痕。它是染色体的鉴别标志之一。

5. 随体(satellite)　在有些染色体的短臂上方有一球形或棒状结构,称随体。它的存在也可鉴别染色体。

6. 端粒(telomere)　端粒是染色体两端末端由 DNA 和蛋白质组成的特化部位,有极性,可防止染色体末端降解和缺失等,维持染色体结构的完整性和稳定性。

二、染色体的类型

人类染色体的着丝粒在染色体纵轴上的位置是恒定的,按照它的相对位置可把染色体分为以下三类(图 3-18):

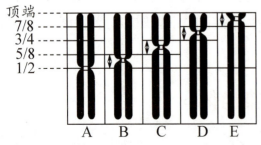

图 3-18　人类染色体的类型模式图

A、B. 中央着丝粒染色体;C、D. 亚中着丝粒染色体;E. 近端着丝粒染色体。

1. 中央着丝粒染色体　着丝粒位于染色体纵轴 1/2~5/8 处,特点是染色体长、短臂等长。

2. 亚中着丝粒染色体　着丝粒位于染色体纵轴 5/8~7/8 处,特点是染色体长、短臂有明显差异。

3. 近端着丝粒染色体　着丝粒位于染色体纵轴 7/8 至近末端处,特点是短臂很短。

三、人类性染色质

来源于性染色体的性染色质（sex chromatin）在细胞分裂间期的细胞核中呈现特殊结构，包括 X 染色质和 Y 染色质。

（一）X 染色质

人类正常女性体细胞在间期时，细胞核内可见紧贴在核膜内侧的大小约 $1\mu m$ 的椭圆形浓染小体，称 X 染色质，也称巴氏小体（Barr body）。正常男性没有 X 染色质。

1961 年里昂（Lyon）提出了 X 染色体失活假说，即里昂假说，其要点如下：

1. 剂量补偿 间期细胞核中，正常女性的两条 X 染色体中只有一条有转录活性，而另一条则失去活性，并形成异固缩状态的巴氏小体（即 X 染色质）。这样在含 XX 的细胞和 XY 的细胞中，其 X 连锁的基因产物数量就基本相等，这种效应称为 X 染色体的剂量补偿。因此，不论细胞内有几条 X 染色体，它所含的 X 染色质数目等于 X 染色体数目减 1。正常男性只有一条 X 染色体，所以 X 染色质数目为零。

2. 失活发生在胚胎早期 X 染色体失活发生在妊娠第 16 天，在此以前所有细胞中的 X 染色体都是具有活性的。

3. 失活是随机和恒定的 异固缩的 X 染色体可以来自父亲，也可以来自母亲。如果一个细胞中失活的 X 染色体是父源的，那么由它分裂而来的细胞中都是父源的 X 染色体失活。失活是随机的，但是恒定的。

（二）Y 染色质

正常男性的间期细胞用荧光染料染色后，在细胞核内可出现一强荧光小体，直径为 $0.3\mu m$ 左右，称为 Y 染色质。它是 Y 染色体长臂远端部分的异染色质。细胞中 Y 染色质的数目与 Y 染色体的数目相同。核型为 47,XYY 的个体，细胞核中有两个 Y 染色质。正常女性细胞中则无 Y 染色质。

 探究与实践

性染色质检测与人类遗传疾病诊断

性染色质分为 X 染色质（X 小体）和 Y 染色质（Y 小体），根据里昂假说：正常女性只有一个"X 小体"；正常男性没有"X 小体"，只有一个"Y 小体"。因此，临床上性染色质检测可用于胎儿性别鉴定，也作为男性不育症、两性畸形或性染色体数目异常所致疾病等的诊断指标，还用于法医学鉴定等。性染色体检查材料可选择发根毛囊细胞、皮肤或口腔上皮细胞、女性阴道的上皮细胞，也可取自胎盘绒毛和羊水的胎儿脱落细胞涂片等。

如果有一患者来医院就诊,经临床 Y 染色质检查发现有 2 个 Y 染色质。那么,这位患者的染色体组成最可能是怎样的?

四、染色体损伤

染色体损伤是指在自然条件下或某些理化因子的作用下,染色体发生可以观察到的改变。这种改变包括染色体数目上的畸变和染色体结构上的畸变。引起染色体损伤的主要因素如下。

(一)母亲的年龄

随着女性年龄的增长,特别是 35 岁以后,在卵子形成过程中容易发生同源染色体或姊妹染色单体不分离的情况,从而产生染色体异常的卵子,导致子代染色体数目异常。

(二)遗传因素

父母双亲或者父母一方是染色体异常的携带者,都可以使子代的染色体异常。

(三)生物因素

自然条件下,生物体受到一些生物因素(如细菌、病毒感染等)的影响,从而造成染色体异常。

(四)理化因素

各种电离辐射或大剂量、长时间的紫外线照射,环境中有毒、有害的物质等因素,都可能造成染色体的损伤。

第五节　细胞增殖周期与有丝分裂

繁殖是生命最本质的特征之一,多细胞生物通过繁衍新个体,物种生命得以延续,单细胞生物通过细胞分裂进行增殖。正因如此,生物界才呈现出五彩斑斓的美好和勃勃的生机活力。

一、生物生殖的概念及类型

(一)生物生殖的概念

生物体生长到一定阶段时,都能产生与自身相似的新个体,这个过程称为生殖,也称繁殖。生殖是保障物种延续和完成进化过程的生物学特征。

(二)生物生殖的类型

生物生殖的方式分为两大类型:无性生殖和有性生殖。

1. 无性生殖　无性生殖是指不发生生殖细胞的结合,由母体直接产生子代的生殖方式。低等生物和植物主要是这种生殖方式。

无性生殖常见的类型有分裂生殖、出芽生殖、孢子生殖和营养体生殖,营养体生殖又包括压条、扦插等(图3-19)。

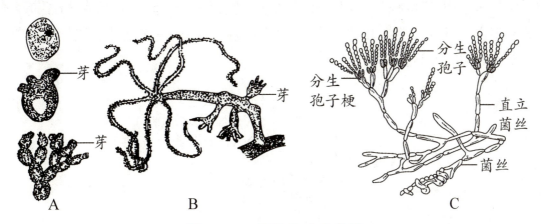

图 3-19　无性生殖示意图

A. 酵母菌的出芽生殖;B. 水螅的出芽生殖;C. 青霉菌的孢子生殖。

2. 有性生殖　有性生殖是指通过两性生殖细胞(雌配子与雄配子)的结合,发育成新个体的生殖方式。

有性生殖的类型包括同配生殖、异配生殖、卵配生殖和孤雌生殖。有性生殖是高等生物的主要繁殖方式(图3-20)。

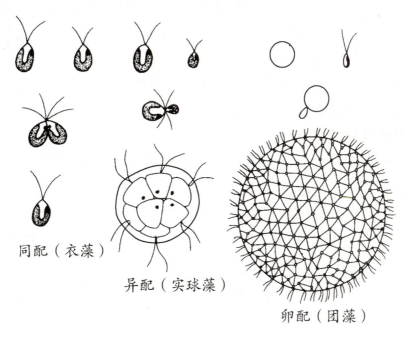

同配(衣藻)

异配(实球藻)

卵配(团藻)

图 3-20　有性生殖同配、异配、卵配生殖示意图

二、细胞周期的概念

细胞增殖周期是指连续分裂的细胞从上一次细胞分裂完成开始到下一次细胞分裂结束所经历的全过程,简称细胞周期(cell cycle)。此过程可分为间期与细胞分裂期两个阶段(图3-21)。间期的细胞内部发生了以DNA复制为主的复杂变化。细胞分裂期则发生了一系列的染色体形态变化。

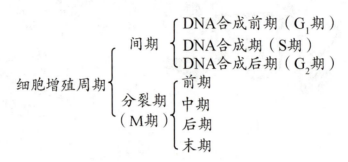

图 3-21　细胞增殖周期的各个阶段

(一)间期的特点

间期又分为三个时期,即DNA合成前期(G_1期)、DNA合成期(S期)与DNA合成后期(G_2期)。

1. G_1期　G_1期即DNA合成前期,是从上一次细胞分裂结束到DNA复制前的一段时期。该期特点是物质代谢活跃,迅速合成RNA和蛋白质,细胞体积显著增大。

2. S期　S期即DNA合成期,在此期除了合成DNA外,同时还要合成组蛋白。DNA复制所需要的酶都在这一时期合成。

3. G_2期　G_2期即DNA合成后期,是有丝分裂的准备期。在这一时期DNA合成终止,合成少量的RNA及蛋白质,包括微管蛋白等。

(二)细胞分裂期的特点

细胞分裂期(M期)即为有丝分裂期。所有细胞都由细胞周期产生,但不同的细胞其产生后的去向不同。①增殖细胞:能及时从G_1期进入S期,并保持旺盛的分裂能力。如消化道上皮细胞及骨髓细胞等。②暂不增殖细胞或休止细胞:又称G_0期细胞,这类细胞进入G_1期后不立即转入S期,在需要时(如损伤、手术等)才进入S期继续增殖。如肝细胞、肾小管上皮细胞等。③不增殖细胞:经过G_1期后失去分裂能力,通过分化形成成熟细胞,执行相应的功能。如高度分化的神经细胞、肌细胞及成熟的红细胞等。

三、细胞周期的调控

细胞周期进程的启动和有条不紊的依次进行,有赖于多种因素对其精确而严密的调节控制。细胞周期的调控首先源于细胞本身所具有的与细胞周期相关的基因,称为细胞分裂周期基因;其次,细胞周期的 G_2 期形成的促成熟因子(MPF),是促进细胞分裂期(M期)启动的调节因子,起到细胞周期动力"引擎"的作用。促成熟因子是由催化亚基——细胞周期蛋白依赖性蛋白激酶(CDK)和调节亚基——细胞周期蛋白结合而成的复合体。不同的细胞周期蛋白依赖性蛋白激酶所结合的细胞周期蛋白不同,功能也不相同。另外,还存在细胞周期蛋白依赖性蛋白激酶抑制物,可阻止正向调控的酶复合物的装配和活化,从而控制细胞周期的进程。细胞周期还受到生长因子等多种因素的影响。

细胞周期的调控是比较复杂的生命活动,许多问题尚需进一步探索研究。

四、有丝分裂的过程与意义

有丝分裂(mitosis)是真核细胞生物体细胞的主要分裂方式,根据核的形态变化分成前期、中期、后期、末期。有丝分裂是一个连续变化过程,由一个母细胞分裂成为两个子细胞。细胞核里的染色体数目不变。

(一)有丝分裂各期的特点

1. 前期 染色质丝高度螺旋化,变得短而粗,逐渐形成染色体。两个中心体向相反方向移动;到达细胞两极后,以中心粒随体为起始点开始合成微管,形成纺锤体;核仁逐渐消失,核被膜瓦解。

2. 中期 细胞变为球形,核仁与核被膜已完全消失,纺锤体两极发出的纺锤丝附着于每一个染色体的着丝点上,牵拉染色体均移到细胞的赤道平面上。

3. 后期 由于纺锤丝的活动,着丝点纵裂,每一染色体的两个染色单体分开,并向相反方向移动,接近各自的中心体,染色单体遂分为两组。同时,细胞拉长,赤道部缩窄,细胞遂呈哑铃形。

4. 末期 染色单体逐渐解螺旋,形成染色质丝;核膜、核仁重新出现;细胞赤道部缩窄加深,最后完全分裂为两个子细胞(图3-22)。

(二)有丝分裂的意义

有丝分裂是体细胞的增殖方式,通过分裂可以增加细胞数目,促进生物体生长

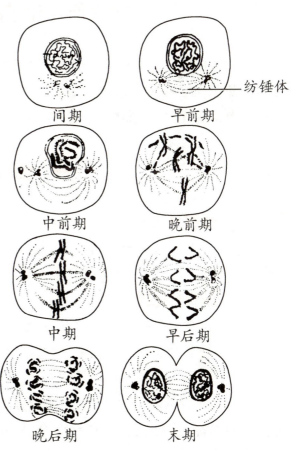

图 3-22 动物细胞有丝分裂示意图

（图中标注：间期、早前期、纺锤体、中前期、晚前期、中期、早后期、晚后期、末期）

发育。有丝分裂的另一个重要意义是将亲代细胞的染色体经过复制以后,精确地平均分配到两个子细胞中去,使同一个体的细胞和组织在分裂分化中保持遗传物质的一致性;使单细胞生物及无性生殖生物亲代和子代之间保持遗传性状的稳定性。可见,细胞的有丝分裂对于生物的遗传有重要意义。

 知识拓展

肿 瘤 发 生

细胞的增殖是受严格调控的。在某些致病因素下,细胞的调控功能发生障碍,机体细胞进行异常增殖,导致肿瘤发生。根据细胞周期特点,肿瘤细胞群分为三类。①增殖细胞群:细胞一直增殖,肿块扩展,对放疗、化疗敏感。②暂不增殖"非增殖细胞群":细胞不增殖,但有增殖潜能,一旦条件适合,肿瘤复发和继续生长。这类肿瘤细胞对治疗不敏感,手术后易复发。③不增殖细胞群:肿瘤细胞已不再增殖,会衰老死亡。因此,可根据肿瘤细胞的特点采用针对性的治疗方法。

第六节　细胞分化与干细胞

多细胞生物的生物体常由一个受精卵通过细胞增殖、细胞分化等过程发育而成。通过细胞增殖,为生物体形成提供足够数量的细胞。细胞增殖所形成的细胞只有通过细胞分化,才能"变成"各类细胞,并进一步生长发育,形成生物体。

一、细 胞 分 化

(一)细胞分化的概念

细胞分化(cell differentiation)是指在个体发育中来自一个受精卵产生出形态结构、功能特征各不相同的细胞类群的过程。它有稳定性、可逆性、时空性和普遍性的特征。

(二)细胞分化的本质

在个体发育过程中,生物体细胞中含有与受精卵相同的遗传物质。不同的组织细胞产生形态结构和功能上差异的主要原因是组织细胞内表达的基因不同,所以细胞分化的实质就是基因的选择性表达,主要标志是细胞内合成新的特异性蛋白质。

生物体从受精卵分裂开始,到囊胚的形成,胚胎细胞具有发育成各种不同组织细胞类型的潜能,这种胚胎细胞称为全能细胞(totipotent cell)。在形成三胚层后,随着发育过程的渐进,各胚层细胞只能发育成本胚层的组织器官,但仍有向其他方向转化

54

的能力。这种各胚层的细胞称为多能细胞（pluripotent cell）。再经过器官发生，这些细胞分化成决定各种组织、器官特定功能的单能细胞（unipotent cell）。在胚胎发育过程中，这种由"全能"局限为"多能"、最后成为稳定型"单能"的趋向，是细胞分化的普遍规律。

细胞的全能性是指已经分化的体细胞经过细胞分裂、分化能够发育成为一个完整的生物个体的能力。动物细胞的全能性随着个体发育过程逐渐受限，由全能逐渐变为多能，最后变成单能。但是动物体的细胞核保留有全能性，在一定条件下仍然可以培育出一个新个体。第一只克隆羊"多莉"就是利用体细胞的这一特性培育出来的。

 知识拓展

克隆羊多莉的诞生

1996 年 7 月 5 日，世界首只体细胞克隆羊"多莉"诞生于英国，这是 20 世纪末最重要的科学成就之一。

科学家采用体细胞克隆技术，首先取出 6 岁的雌性芬兰白面绵羊 A 的乳腺细胞的细胞核，再去除苏格兰黑面母绵羊 B 的卵细胞核，留下一个无核的卵细胞，利用电脉冲方法使 A 的细胞核和 B 的卵细胞融合成新细胞。新细胞能像受精卵一样进行细胞分裂、分化，形成胚胎细胞，再将它转移到另一只苏格兰黑面母绵羊 C 的子宫内进一步分化和发育，最后形成小绵羊"多莉"（图 3–23）。

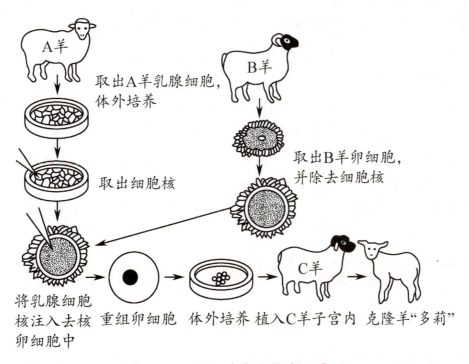

图 3–23　体细胞克隆技术示意图

请你谈谈:

1."多莉"有几个生物学意义上的"母亲"?

2."多莉"体内的遗传物质与实验中的哪只羊相同?

二、干 细 胞

(一)干细胞的概念

干细胞(stem cell)即为起源细胞,是一类具有多向分化潜能和自我复制能力的原始的未分化细胞。干细胞主要存在于胚胎组织、骨髓和其他组织内,在一定条件下能够自我更新、增殖、分化成一种以上的细胞,医学界称之为"万能细胞"。干细胞在形态上具有共性,通常呈圆形或椭圆形,细胞体积小,核相对较大,细胞核多为常染色质,并具有较高的端粒酶活性。干细胞可分为胚胎干细胞(embryonic stem cell)和成体干细胞(adult stem cell)。

(二)干细胞的增殖特征

1. 增殖速度缓慢　这种特征有利于对外界的特定信号做出反应,有充分的时间发现和校正 DNA 复制的错误,减少或防止体细胞基因发生突变。

2. 增殖系统具有自稳定性　自稳定性是指干细胞在分化成一种以上细胞的过程中能够维持自身数目恒定的特性。干细胞的分裂是不等分裂,分裂后产生的两个新细胞中,一个能继续分裂,称为永生干细胞;而另一个不能分裂,称为终末分化细胞,可执行相应功能,最终衰老、死亡。

(三)干细胞的分化特征

不同的干细胞具有不同的分化特征,可分为以下三种情况:

1. 单能干细胞　单能干细胞又称专能干细胞,是只能形成一种最终成熟细胞的干细胞,如肌肉中的成肌细胞。

2. 多能干细胞　多能干细胞是具有能够分化形成两种或两种以上组织的最终成熟细胞的干细胞,如骨髓的造血干细胞能造 12 种血细胞。

3. 全能干细胞　全能干细胞是具有形成完整个体的分化潜能的干细胞。如早期的胚胎细胞,可通过细胞增殖和细胞分化形成一个完整的生物体。

另外,从成体组织分离出来的干细胞具有可塑性,存在转分化和去分化的现象。

 知识拓展

造血干细胞移植

造血干细胞移植(HSCT)是通过大剂量放疗、化疗预处理,清除受者体内的肿瘤或异常细胞,再将自体或异体造血干细胞移植给受者,使受者重建正常造血及免疫系统。造血干细胞移植广泛应用于恶性血液病、非恶性难治性血液病、遗传疾病和某些实体瘤、多发性转移性肿瘤等疾病治疗。造血干细胞移植主要包括骨髓移植、外周血干细胞移植、脐血干细胞移植。

第七节　细胞的衰老与死亡

生物体生命活动的显著特征之一是新陈代谢。细胞的衰老、死亡与新生细胞生长的动态平衡是维持生物有机体正常生命活动的基础。

一、细胞衰老

细胞衰老是指细胞在正常环境条件下发生的生理功能和增殖能力减弱以及形态发生改变、趋向死亡的现象。细胞衰老的特点如下：

1. 细胞内水分的减少　细胞衰老导致细胞收缩,体积变小。这是细胞衰老最明显的特征。

2. 细胞内色素颗粒增多　衰老细胞溶酶体功能下降,残余小体数目增多,其中脂褐质作为常见的老年色素,在各种衰老细胞中均存在,尤其在神经细胞、肝细胞和肾细胞这样分裂能力低或不再分裂的细胞中更为明显。

3. 细胞膜发生衰老变化　在衰老细胞中,细胞膜发生厚度增加、流动性降低、物质转运和信息传递障碍等衰老变化。

4. 细胞核产生退行性变化　细胞衰老后,细胞核体积增大,核膜内陷、崩解;染色质碎裂、溶解,DNA复制、转录能力降低甚至停止,合成能力下降;酶含量降低或失活。

5. 细胞器数目或结构发生改变　线粒体数减少,内质网总量降低,高尔基体碎裂,溶酶体膜损伤,水解酶外溢,导致细胞自溶死亡。

细胞的衰老可导致器官老化,引发阿尔茨海默病、动脉粥样硬化、高血压、糖尿病、帕金森综合征等老年性疾病。

二、细胞死亡

细胞死亡是细胞衰老的最终结果,是指细胞生命现象不可逆的停止。在生物体中,根据细胞死亡的特征不同分为主动死亡和被动死亡两种类型。

（一）细胞被动死亡

细胞被动死亡又称细胞坏死,是指在病理状态下细胞死亡的过程。受到细菌、病毒感染或化学物质、物理射线、温度变化等环境因素的影响,导致细胞死亡。细胞坏死以后,细胞膜破裂,线粒体肿胀,溶酶体膜破裂,细胞内容物流出,引起周围组织炎症反应,并对其他细胞产生破坏作用。

(二)细胞主动死亡

细胞主动死亡即细胞凋亡,也称细胞程序性死亡,是指细胞在一定的生理或病理条件下,为维持内环境稳定,有基因控制的细胞自主的有序性的自我消亡方式。

细胞凋亡现象普遍存在于动植物和人体,是一种为适应生物体正常生理需要而产生的、在基因控制下的主动自我消亡的过程。通过细胞凋亡,可以消除多余的、发育不正常的细胞,清除丧失功能、退化和对机体有害的细胞,从而保证生物体的正常生命活动。

细胞坏死和细胞凋亡虽然都是细胞死亡的类型,但两者在细胞形态、细胞内部结构变化及分子机制、死亡结果等方面有着很大区别。

第八节　减数分裂与人类配子发生

减数分裂是高等生物形成生殖细胞时的一种特殊分裂方式,人类发生减数分裂的部位仅限于生殖腺(睾丸和卵巢)。

一、减数分裂的概念与特征

减数分裂(meiosis)是指有性生殖的个体在形成生殖细胞过程中进行的一种特殊的有丝分裂。它是在生命周期某一阶段进行的细胞分裂。

减数分裂时,染色体只复制一次,而细胞连续分裂两次,子细胞中的染色体数目比母细胞的染色体数目减少一半。

二、减数分裂的过程与意义

(一)减数分裂的过程

细胞经过间期,完成染色体的 DNA 复制后进入减数分裂期。减数分裂期包括两次连续的分裂过程,分别称为减数分裂I和减数分裂II。

1. 减数分裂I　根据细胞变化的特征,此过程又可分为前、中、后、末四期,分别用前期I、中期I、后期I、末期I表示。

(1)前期I:是减数分裂过程中最复杂的时期,根据染色体的变化情况可分为细线期、偶线期、粗线期、双线期和终变期五个阶段。

1)细线期(leptotene stage):细胞核内染色质逐步螺旋浓缩,出现细长、线状染色体,细胞核和核仁体积增大。此时可见每条染色体含有两条姐妹染色单体(故被称为二分体)。

2)偶线期(zygotene stage):又称配对期。细胞内的同源染色体两两侧面紧密配对,这一现象称为联会。细胞内分别来自父母双方、在大小和形态上都相同的两条染色体之间互称为同源染色体(homologous chromosome)。由于联会的同源染色体中具有两条染色体,因此也称为二价体。

3)粗线期(pachytene stage):染色体进一步浓缩变短变粗。因每个二价体由同源染色体的四条染色单体构成,因此又称四分体。此时,由于四分体中的非姐妹染色单体之间较近,易发生交叉甚至染色体片段的交换,从而导致同源染色体上基因的互换,产生基因重组现象。

4)双线期(diplotene stage):发生交叉的染色单体开始分开,移向两端,称为交叉端化。交叉往往发生在多个位点。

5)终变期(diakinesis stage):染色体变成紧密凝集状态,并向核的周围靠近。核膜、核仁消失,纺锤丝出现。

(2)中期 I:各成对的同源染色体在纺锤丝的牵引下移向细胞中央,成对地排列在赤道面两侧,细胞质中形成纺锤体。

(3)后期 I:在纺锤丝牵引下,同源染色体之间彼此分离,并分别移向两极。每一极仅得到同源染色体中的一条(二分体)。

(4)末期 I:染色体(二分体)分别到达两极,核膜、核仁重新形成,纺锤丝消失。然后细胞在两个子核之间向内部缢缩,形成两个子细胞。这样每个子细胞中的染色体数目只有原来母细胞的一半。

在结束减数分裂 I 和开始减数分裂 II 之前,有一个短暂的间隔,期间 DNA 不复制。

2. 减数分裂 II

(1)前期 II:染色质散布在细胞之中,而后开始螺旋、浓缩,形成染色体(二分体)。核膜、核仁消失,纺锤丝出现。

(2)中期 II:在纺锤丝的牵引下,染色体移向细胞中央,二分体在细胞中央的赤道面排列。

(3)后期 II:纺锤丝收缩,使着丝粒一裂为二,二分体中的两条姐妹染色单体彼此分开,成为两条染色体,在纺锤丝的牵引下分别移向细胞的两极。

(4)末期 II:染色单体分别到达细胞两极,核膜、核仁重现,纺锤丝消失;两个新形成的细胞核中染色体重新解旋成染色质。随后两核之间发生细胞质分裂,形成两个子细胞。每个子细胞的染色体数目不变(图3-24)。

(二)减数分裂的意义

对于有性生殖的生物来说,减数分裂可以维持每种生物前后代体细胞中染色体数目的恒定性,对于生物的遗传变异,乃至生物的进化发展,都有十分重要的意义。

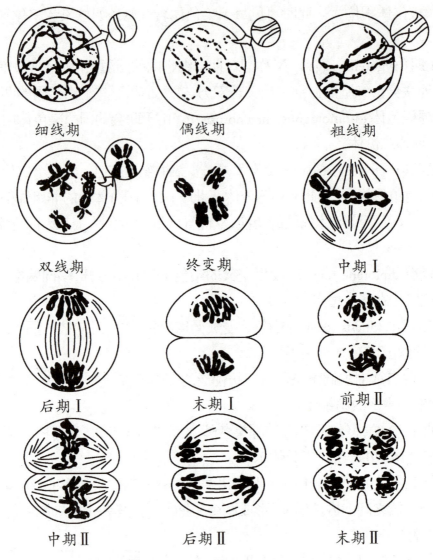

细线期   偶线期   粗线期

双线期   终变期   中期Ⅰ

后期Ⅰ   末期Ⅰ   前期Ⅱ

中期Ⅱ   后期Ⅱ   末期Ⅱ

图 3-24　减数分裂示意图

1. 保证生物体细胞染色体数目恒定　有性生殖的生物个体在经过减数分裂形成配子时,细胞中的染色体数目由原来体细胞的 $2n$ 条变为了 n 条;受精时,雌雄配子结合,合子(受精卵)中的染色体数目重新恢复到 $2n$ 条,使得后代保持了亲本固有的染色体数目,从而保证了物种的稳定。

2. 为有性生殖的生物变异提供遗传物质基础　①减数分裂时,同源染色体彼此分离,而非同源染色体之间以自由组合的方式进入配子,形成多种多样的遗传组合。雌雄配子结合后就可以出现多种多样的变异个体,从而为自然选择提供丰富的材料,推进了生物的进化。②在减数分裂的粗线期,通过非姐妹染色单体之间片段的交换,造成染色体上的遗传物质发生重组,从而产生不同于亲代的遗传变异。

由此来看,减数分裂是遗传规律(如分离定律、自由组合定律、连锁定律)的细胞学基础:减数分裂时,同源染色体的分离造成了性状分离现象;非同源染色体的自由组合产生了性状间的自由组合现象;同源染色体的联会和非姐妹染色单体间的交叉互换引起了性状的连锁和互换现象。

三、配子的发生

配子分为雄配子（male gamete）和雌配子（female gamete），高等动物和植物的雌配子通常称为卵（ova，egg），雄配子称为精子（sperm）。精子和卵子的发生一般都要经过三个时期，即增殖期、生长期和成熟期；而精子的发生除经历这三个时期之外，还要经历变形期才能形成成熟的精子。

（一）精子的发生

人类的精子发生（spermatogenesis）是青春期后男性睾丸组织中的精原细胞历经四个时期形成精子的过程，时间约 70 天（图 3-25A）。

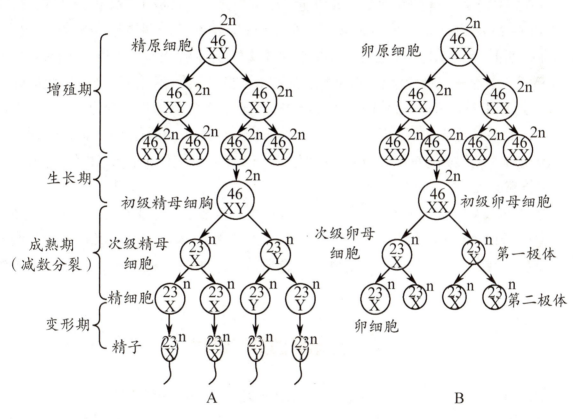

图 3-25　生殖细胞的形成过程
A. 精子的发生；B. 卵子的发生。

1. 增殖期　睾丸中精曲小管的生精上皮中精原细胞（$2n$）进行数次有丝分裂，细胞数目增加，增殖后新产生的精原细胞内染色体数（$2n=46$）与原来相同。

2. 生长期　精原细胞生长，体积增大，在间期的 S 期 DNA 合成、加倍（复制），但染色体数目仍为 $2n$（$2n=46$）。最终成为初级精母细胞。

3. 成熟期　成熟期也称减数分裂期，初级精母细胞经减数分裂 I 形成 2 个次级精母细胞（n=23）。次级精母细胞经减数分裂Ⅱ形成 4 个精细胞（n=23）。其中，2 个是 23，X；2 个是 23，Y。

4. 变形期　精细胞经过形态变化，形成具有头、尾的成熟精子。

（二）卵子的发生

人类的卵子发生（oogenesis）从胚胎发育早期开始，经过胚胎期、出生，直至性成熟才能完成，期间卵原细胞要经历三个时期（图 3-25B）。

1. 增殖期　在女性胚胎（3 个月）的原始卵巢组织中形成卵原细胞，并开始增殖。在胚胎 6 个月左右完成细胞增殖，双侧卵巢组织中有 400 万～500 万个卵原细胞（$2n$）。

2. 生长期　女性胚胎发育到 5 个月左右，一部分卵原细胞开始生长、DNA 复制，成为初级卵母细胞，染色体数目仍为 $2n$（$2n$=46）。

3. 成熟期　初级卵母细胞进行减数分裂Ⅰ并停留在前期Ⅰ，直至娩出、发育到青春期。青春期受雌激素等影响，初级卵母细胞完成减数分裂Ⅰ，形成 1 个体积较大的次级卵母细胞（n=23）和 1 个体积较小的第一极体（n=23）。次级卵母细胞开始减数分裂Ⅱ，并停留在中期Ⅱ。此时，女性卵巢组织中卵泡发育成熟，并出现"排卵"现象。如果女性排出的"卵"遇到精子，那么次级卵母细胞迅速完成减数分裂Ⅱ，形成 1 个体积较大的卵细胞（n=23）和 1 个体积较小的第二极体（n=23）。同时，第一极体也分裂为 2 个第二极体（n=23）。如果未受精，次级卵母细胞就不能完成减数分裂Ⅱ而退化死亡，极体也退化消失。因此，1 个初级卵母细胞经减数分裂后仅形成 1 个卵细胞和 3 个第二极体，它们的染色体组成都是 23，X。

总之，人的卵子发生过程经历时间较长，过程比较复杂。出生后，大部分初级卵母细胞退化，只有大约 400 个得到发育。性成熟后，女性个体正常每月仅有一个卵泡成熟并排放，次级卵母细胞只有在受精作用的刺激下才能完成减数分裂Ⅱ，形成真正的卵子。

四、受精卵的形成过程

受精（fertilization）是卵细胞和精子相结合的复杂过程。受精卵又称孕卵，是一个新生命的开始。受精的过程包括精子与卵子接触，精子穿过卵细胞的放射冠和透明带，次级卵母细胞进行减数分裂Ⅱ及两性原核的融合。

人类卵细胞与精子结合的正常部位是输卵管壶腹部。精子进入输卵管后大部分失去活力而衰亡，最后只有 20～200 个精子到达卵细胞的周围，并且最终只能有一个精子与一个卵细胞结合。

受精过程中，卵细胞外围的放射冠在输卵管黏膜和精液内酶的作用下分散，若干个精子借助自身的运动穿过放射冠，并借顶体的顶体反应穿过透明带。穿过透明带后，只有一个精子的头部能进入卵细胞内，随即透明带发生变性，抑制其他精子进入。进入卵细胞后的精子头部变圆、膨大,形成雄原核;而次级卵母细胞迅速完成减数分裂Ⅱ,排出第二极体后,主细胞成为成熟的卵细胞,其细胞核形成雌原核。雌雄原核接触、融合形成一个新细胞,恢复 46 条染色体。这个新细胞就是受精卵。

五、有性生殖的生物学意义

有性生殖过程中,由于生殖细胞分别来自父母亲体,使得后代具备了双亲的遗传特性,同时也为后代进行遗传物质的重新组合创造了条件,不仅增加了生物的变异机会,还增强了生物对环境变化的适应性。因此,有性生殖是生殖的高级形式,在生物界的演化过程中具有重要的作用。

六、生命的个体发育

个体发育是指多细胞生物体从受精卵开始,经过细胞分裂、组织分化、器官形成,发育为一个新个体,再经生长、发育,直到衰老死亡的过程。该过程可以分为两个阶段,即胚胎发育和胚后发育。

(一)胚胎发育

胚胎发育(embryonic development)是指受精卵在卵膜内或母体内的发育过程。脊椎动物的胚胎发育经过卵裂期、胚泡期、原肠胚期、神经胚期和器官发生期。

1. 卵裂期(cleavage stage) 受精卵进行的特殊而快速的有丝分裂称为卵裂。这一时期受精卵细胞数目不断增多。

2. 胚泡期(blastocyst stage) 胚泡期又称囊胚期,受精卵分裂成多细胞组成的球体,动物极细胞不断分裂外移,胚胎内部形成囊胚腔。此时的胚胎称囊胚。

3. 原肠胚期(gastrula stage) 胚泡期的细胞继续分裂,细胞通过外包、内陷、内卷、内移和分层等运动方式,使胚胎分化成内、中、外三个胚层。

4. 神经胚期(neurula stage) 胚胎逐渐延纵轴伸长,在胚体背部位于脊索上方的细胞分裂形成神经板,再由神经板经过一系列变化形成神经管。这时的胚胎称为神经胚。

5. 器官发生期(organogenetic period) 原始胚胎内、中、外三个胚层细胞不断增殖、分化,发育为胚体各个器官、系统。此阶段胚胎对外界环境的变化非常敏感,易于受到影响而造成器官发育异常,也称致畸敏感期。

(二)胚后发育

胚后发育(post-embryonic development)是指动物从卵膜孵出或从母体分娩后,经过幼年、成年,直至衰老死亡的过程。这个发育阶段的变化包括明显的生长、未成熟器官的继续发育、损伤器官的修复、年龄变化等。

细胞是生物体形态结构和功能的基本单位。细胞分为原核细胞与真核细胞两大类。人类染色体具有长短臂、着丝粒、随体等结构;人类性染色质是性染色体浓缩、失活后形成的结构。细胞是一个结构、功能和活动协调的整体。细胞增殖类型有无丝分裂、有丝分裂及减数分裂等。有丝分裂过程具有典型的周期性,细胞周期包括 G_1 期、S 期、G_2 期、M 期。干细胞是具有多向分化潜能的未分化原始细胞,有全能、多能和专能干细胞等类型。减数分裂是配子形成时所发生的特殊的有丝分裂,DNA 复制一次,细胞分裂两次,最终形成的配子中染色体数量只有原来母细胞的一半。减数分裂中染色体行为变化是遗传三大定律的细胞学基础。人类的精子和卵子的发生均要经历增殖期、生长期、成熟期三个过程,精子的形成还需要一个变形期。精卵结合的过程称为受精。

 思考与练习

一、名词解释

1. 单位膜
2. 细胞器
3. 流动镶嵌模型学说
4. 细胞增殖周期
5. 有丝分裂
6. 减数分裂
7. 干细胞
8. 同源染色体

二、填空题

1. 病毒粒子主要由_____和_____组成,_____位于病毒粒子的中心,_____包围在核心周围,构成了病毒粒子的壳体,也称为_____。最简单的病毒就是裸露的_____。此外,某些病毒的最外面还有一层_____结构。

2. _____是细胞进行有氧呼吸和供能的场所,也称为细胞的"供能中心"。_____是细胞内蛋白质合成的场所。中心粒参与纤毛、鞭毛的形成,并在细胞的有丝分裂时形成_____。

3. 按照着丝粒在染色体纵轴上的相对位置可把人类染色体可为三类:_____染色体、_____染色体、_____染色体。

4. 根据细胞死亡的特征不同,分为_____(也称为_____)和_____(即_____)两种类型。

5. 减数分裂 I 的前期 I，根据染色体的变化情况分为＿＿＿＿＿、＿＿＿＿＿、
＿＿＿＿＿、＿＿＿＿＿、＿＿＿＿＿五个时期。

三、简答题

1. 简述原核细胞和真核细胞结构上的异同。

2. 简述细胞膜小分子物质运输的方式。

3. 人类卵子和精子的发生过程有何异同？

4. 简述减数分裂的意义。

（庞红梅）

第四章 ｜ 遗传的分子基础

04章 数字内容

1. 掌握基因的概念；基因的结构特点及功能；基因突变的诱因及类型。
2. 熟悉基因的表达；分子病及先天性代谢病。
3. 了解人类基因组计划。

各种生物纷繁复杂的性状，如植物植株的高矮、不同人的血型等，是由不同的基因决定的。那么，基因是什么？基因与染色体及 DNA 之间有何联系？基因是怎样控制生物性状的表达的？通过学习和研究基因的结构与功能，可以从分子水平上了解生物性状的遗传基础。

第一节 基因的概念与结构

 知识拓展

基 因 史 话

1865 年，奥地利生物学家、遗传学奠基人孟德尔（Mendel）发表了《植物杂交试验》，提出生物的各种性状是由遗传因子决定的。1909 年，丹麦遗传学家约翰逊（Johannsen）提出了"基因"一词，替代了孟德尔所指的"遗传因子"。1916 年，美国遗传学家摩尔根（Morgan）证明基因在染色体上呈串珠状排列。之后科学家们开始了长达数十年对基因化学本质的探索，直到 1944 年美国细菌学家艾弗里（Avery）通过肺炎球菌转化试验证实了 DNA 是遗传物质。1953 年，沃森（Watson）和克里克（Crick）在《自然》杂志上发表了一篇千字短文，阐述了 DNA 的双螺旋结构模型，这标志着分子生物学的诞生。

1958年，克里克提出"中心法则"，认为遗传信息的表达包括转录和翻译两个过程。1961—1966年，科学家们破译了整套遗传密码。

一、基因的概念

基因（gene）是能产生遗传效应的DNA片段，是性状遗传的基本单位。在一条DNA分子链上有序排列着众多基因，而每一基因都具有其特定的遗传效应，决定着某一特定性状。

二、基因的结构

真核生物的基因可按基因功能分为结构基因和调控基因，前者决定某种多肽链中氨基酸的种类和排序，后者调控结构基因的表达。结构基因由编码区和侧翼序列两部分组成（图4-1）。

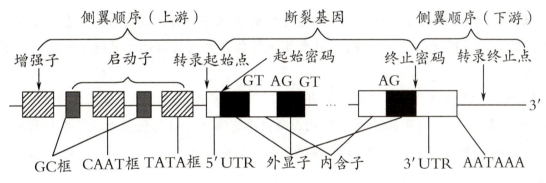

图 4-1　真核细胞结构基因示意图

（一）编码区

编码区是指DNA分子中能转录成相应mRNA、进而指导多肽链合成的区段。真核生物的编码区中，并非所有序列都具有编码作用，仅有一部分序列有编码作用，另一部分序列则无编码作用。真核生物基因的编码序列是不连续的，被非编码序列隔开，称为割裂基因（split gene），其中编码序列称外显子（exon），非编码序列称内含子（intron），外显子与内含子交错排列。一个结构基因中，外显子的数目总是等于内含子的数目加1。

（二）侧翼序列

侧翼序列是指紧邻编码序列、在第一个外显子前和最末一个外显子后的一段DNA序列。该序列虽不能转录成mRNA，但对遗传信息表达具有非常重要的调控作用。编码区上游的侧翼序列包含了启动子（promoter）、增强子（enhancer）和TATA框等，下游的侧翼序列含终止子（terminator）等基因表达元件。

第二节　基因的功能

基因的化学本质是 DNA，因此基因功能可以从 DNA 的功能去理解、分析。

一、基因的复制

在细胞周期的 S 期，基因随 DNA 的复制而复制，进而将其携带的遗传信息准确地传递给子细胞，保证遗传物质的稳定性和连续性。

 知识拓展

三种 RNA 协同作用的遗传学功能

mRNA 是翻译的模板，tRNA 是搬运活化氨基酸的工具，rRNA 参与构成蛋白质的合成场所。

依靠三种 RNA 的协同作用，DNA 分子中的碱基序列所代表的遗传信息才能翻译成具体执行各种生理功能的蛋白质，而蛋白质执行各种生理功能的结果就是所观察到的遗传性状。

如 ABO 血型就是因为不同个体基因不一样（其本质是核酸分子的碱基序列不一样），所以翻译成的酶不一样，在不同酶的催化下，血型抗原前体物质 H 转化成 A 抗原或 B 抗原。

除上述三种 RNA 外，还有许多非编码 RNA 具有重要生理功能，参与基因表达的调控。

二、基因的表达

生物体千差万别的性状是由不同基因决定的。基因通过指导和控制蛋白质合成来表现不同的生物性状，实现遗传信息的表达。因此，基因表达是指细胞在生命活动过程中将一个基因所携带遗传信息转变成一条多肽链的过程，包括遗传信息的转录和翻译两个阶段。

（一）遗传信息的转录

真核细胞 DNA 主要存在于细胞核中，因此细胞中的基因也主要存在于细胞核中，称为核基因。蛋白质合成过程在细胞质中进行。研究表明，在 DNA 和蛋白质之间还有一种中间物质充当信使，即 mRNA。转录（transcription）是指以 DNA 一条链为模板，按照碱基互补配对原则合成 RNA 的过程。基因通过转录,将 DNA 上的遗传信息传给 mRNA,再由 mRNA 直接控制蛋白质的合成。此外,基因通过转录还可以产生另外两种 RNA:tRNA 和 rRNA,前者搬运特定氨基酸到蛋白质合成的专门场所,后者作为核糖体的组成成分,参与核糖体大、小亚基的组装。

（二）遗传信息的翻译

mRNA 合成后,可通过核孔进入细胞质中,指导蛋白质合成。翻译(translation)是指以 mRNA 为模板,在 tRNA 和 rRNA 协同作用下,将细胞质中各种游离氨基酸合成具有一定氨基酸排列顺序多肽链的过程。那么,mRNA 上的碱基与氨基酸之间是一种什么样的对应关系呢?

实验证明,在 mRNA 分子中每 3 个相邻碱基决定多肽链中的 1 种氨基酸,这个碱基三联体称为密码子(codon)。mRNA 的 4 种碱基可组成 4^3(64)种密码子(表 4-1),其中包括 1 种起始密码子(AUG)、3 种终止密码子(UAA、UAG、UGA)。前者还代表甲硫氨酸,后者不代表任何氨基酸。蛋白质合成过程中,核糖体遇到终止密码子,多肽链合成就终止。其余 60 种密码子各自代表不同的氨基酸。

表 4-1　64 种遗传密码子表

第一碱基 （5′端）	第二碱基				第三碱基 （3′端）
	U	C	A	G	
U	苯丙氨酸	丝氨酸	酪氨酸	半胱氨酸	U
	苯丙氨酸	丝氨酸	酪氨酸	半胱氨酸	C
	亮氨酸	丝氨酸	终止码	终止码	A
	亮氨酸	丝氨酸	终止码	色氨酸	G
C	亮氨酸	脯氨酸	组氨酸	精氨酸	U
	亮氨酸	脯氨酸	组氨酸	精氨酸	C
	亮氨酸	脯氨酸	谷氨酰胺	精氨酸	A
	亮氨酸	脯氨酸	谷氨酰胺	精氨酸	G
A	异亮氨酸	苏氨酸	天冬酰胺	丝氨酸	U
	异亮氨酸	苏氨酸	天冬酰胺	丝氨酸	C
	异亮氨酸	苏氨酸	赖氨酸	精氨酸	A
	甲硫氨酸 *	苏氨酸	赖氨酸	精氨酸	G
G	缬氨酸	丙氨酸	天冬酰胺	甘氨酸	U
	缬氨酸	丙氨酸	天冬酰胺	甘氨酸	C
	缬氨酸	丙氨酸	谷氨酸	甘氨酸	A
	缬氨酸	丙氨酸	谷氨酸	甘氨酸	G

* 原核生物中为甲酰甲硫氨酸。

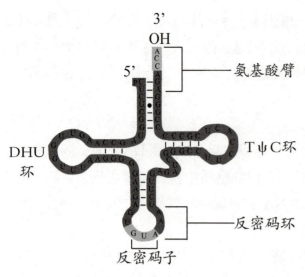

图 4-2　tRNA 的二级结构

tRNA 种类很多，但每种 tRNA 只能识别和搬运一种氨基酸。tRNA 结构如三叶草形（图 4-2），其一端为氨基酸结合部位，另一端为反密码环。反密码环上有 3 个相邻碱基与 mRNA 密码子互补配对，因此称这 3 个碱基为反密码子。

mRNA、tRNA 和 rRNA 协同作用，合成多肽链的过程如下（图 4-3）：

首先，当 mRNA 进入细胞质后，与核糖体结合。携带甲硫氨酸的 tRNA 通过反密码子 UAC 与 mRNA 上密码子 AUG

第1步　mRNA进入细胞质，与核糖体结合。携带甲硫氨酸的 tRNA，通过与碱基 AUG，互补配对，进入位点1	
第2步　携带组氨酸的 tRNA 以同样的方式进入位点2	
第3步　甲硫氨酸通过与组氨酸形成肽键而转移到占据位点2的 tRNA 上	
第4步　核糖体读取下一个密码子，原占据位点1的 tRNA 离开核糖体，占据位点2的 tRNA 进入位点1，一个新的携带氨基酸的 tRNA 进入位点2，继续肽链的合成。重复步聚2、3、4，直至核糖读取到 mRNA 的终止密码子	

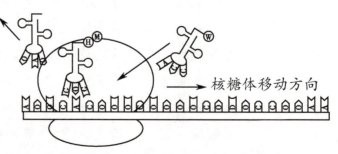

核糖体移动方向

M：甲硫氨酸　　H：组氨酸　　W：色氨酸

图 4-3　合成多肽链的过程示意图

互补配对,进入位点 1,携带组氨酸的 tRNA 以同样方式进入位点 2。在转肽酶的催化下,甲硫氨酸与组氨酸脱水缩合成二肽,转移到位点 2 上。然后,通过水解 GTP 供能,推动核糖体沿着 mRNA 向前移动一个密码子距离。原占据位点 1 的 tRNA 离开核糖体,占据位点 2 的 tRNA 进入位点 1,一个新的与下一个密码子配对的 tRNA 搬运新的氨基酸进入位点 2,该氨基酸与前述的二肽脱水缩合成三肽,肽链延伸。核糖体沿着 mRNA 不断向前滑行,肽链不断延伸,直到核糖体读取到 mRNA 上的终止密码子,没有新的氨基酸进入位点 2,多肽链合成终止。

肽链合成后,便从核糖体与 mRNA 的复合物上脱离,经一系列加工步骤,最后盘曲折叠成具有特定空间结构和功能的蛋白质分子,开始履行其在细胞生命化学活动中的相应功能。

三、基因表达的调控

有性生殖的生物最初皆由一个受精卵细胞发育而来,因此在多细胞生物体中的所有体细胞中的遗传信息是相同的。那么,为什么来自同一受精卵的细胞在个体发育过程中,在形态结构、生理功能等方面会向着不同方向发展,进而形成不同的组织、器官呢?这是由于基因表达不同所造成的。在个体发育过程中,细胞中遗传信息的表达是严格按照一定的时间和空间顺序进行的,即每个基因在何时进行、何时停止表达都受到严格控制;从基因的遗传信息转变为蛋白质的过程中,每一步骤及过程都是基因调控作用的结果。

第三节　人类基因组

知识拓展

基 因 诊 断

人类细胞中 24 个 DNA 分子中共含有 3.16×10^9 对碱基,有 2.0 万~2.5 万个基因。

众多的碱基对排列顺序是怎样的? 分布于哪条染色体上? 内部结构如何? 各自的功能是什么? 这些都是未解之谜。

人类只有彻底阐明上述一系列基因之疑惑,才有可能掌握自身的全部遗传秘密。

人类如能将上述众多基因秘密彻底阐明,医院的检验科将来只需采集新生儿的一滴血,便可检测出该婴儿细胞中有哪些致病基因以及未来可能罹患何种遗传疾病。

这一设想将来能够成为现实吗?

人类许多疾病与基因相关,要对这些疾病做出准确的诊断并加以防治,就必须了解、认识所有人类基因的结构、功能及其相互关系。为此,人类基因组计划(human genome project, HGP)于1990年正式启动,得到全世界科学家的广泛支持和积极参与,中国作为唯一的发展中国家参与其中,并高质量地完成了分配的任务。

一、细胞核基因组

二倍体生物的生殖细胞中所包含的全套染色体称为一个染色体组;而一个染色体组中所包含的全部基因称为一个基因组。人类体细胞中DNA主要分布于细胞核中的23对染色体上,少量分布在细胞质中的线粒体DNA(mtDNA)中。

由于人类男性与女性中的性染色体差别,人类细胞核基因组包括22条常染色体和2条性染色体(X、Y)上的全部基因信息。每一基因组中约含3.16×10^9碱基对(bp),已发现的基因有2.0万~2.5万个。

二、线粒体基因组

线粒体是真核细胞中的重要细胞器,在生物能量转化中具有极其重要的作用。每一个细胞中有数千个线粒体,线粒体内有环状双链DNA(mtDNA),能独立进行复制、转录和翻译。线粒体基因组是指线粒体中所包含的全部基因。人类线粒体基因组内共有37个基因。当线粒体基因组中某个基因发生突变,即可引发相关疾病。线粒体遗传病是指因线粒体基因组中的基因突变而引起的疾病。如莱伯遗传性视神经病变(LHON)就是一种典型的线粒体遗传病,该病的病情严重程度与细胞中发生基因突变的线粒体数目的多少、特定细胞及组织对能量的依赖程度密切相关。

三、人类基因组计划与基因组学

 知识拓展

伟大的工程——人类基因组计划

美国于20世纪70年代启动了"肿瘤计划",换来的是令人失望的结果。人们渐渐认识到,包括癌症在内的各种人类疾病都与基因直接或间接相关。测出基因的碱基序列则是基因研究的基础。1986年3月,诺贝尔奖获得者杜尔贝科(Dulbecco)在《科学》杂志上发表了一篇题为《癌症研究的转折点:测序人类基因组》的文章,提出:正确的选择是对人类基因组进行全测序,这样大的项目也应当由世界各国的科学家携手完成。

杜尔贝科提出的"人类基因组计划"在世界范围内产生了巨大反响。但由于人类基因组计划规模太大,提交给美国能源署后,经过了长达5年的争论,最终于1990年开始实施,并很快演变成中、美、英、日、法、德六国的通力合作。

(一)人类基因组计划

人类基因组包括细胞核基因组和线粒体基因组两部分,其中线粒体基因组所含基因很少(图4-4)。人类基因组主要是指分布于细胞核中染色体上的基因,即分布在22条常染色体及X和Y性染色体上的约$3.16×10^9$个碱基对。人类基因组计划研究的核心内容是完成细胞核基因组中$3.16×10^9$个碱基对的测序。

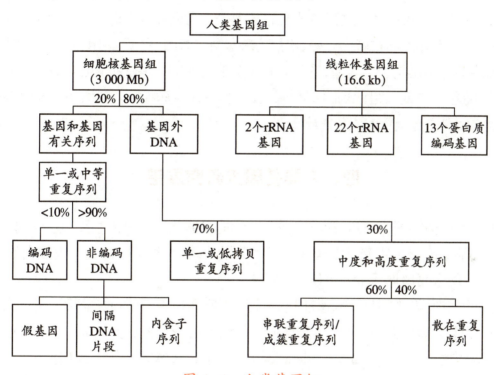

图4-4 人类基因组

该计划于1990年正式启动,美国、英国、德国、日本、法国和中国先后参加此项工作,其中中国承担1%的测序任务。2000年6月26日人类基因组草图完成,2002年2月人类基因组"精细图"完成,2003年4月15日中、美、英、日、法、德六国联名发表《六国政府首脑关于完成人类基因组序列图的联合声明》,宣布人类基因组序列图绘制成功。

(二)基因组学

基因组学是指从基因组整体层次上研究各种生物种群基因组的结构与功能及相互关系的学科。基因组学主要的研究内容包括结构基因组学、功能基因组学和比较基因组学三个方面。

结构基因组学主要研究基因组内基因的数量、定位、编码区和间隔区DNA序列结构,绘制基因组遗传图、物理图、转录图和序列图。功能基因组学的主要任务是在基因组层次上研究基因的表达与调控、基因组多样性和进化规律,以及蛋白质表达和功能,阐明细胞的全套基因表达谱和全部基因产物,以期对生命现象有全面的了解。比较基因组学通过比较不同生物种群基因组间的异同,了解基因的功能,探讨疾病发生的分子机制,阐明生命起源、物种进化。

（三）人类基因组计划的意义

人类基因组计划将对医学科学基础研究起到巨大的推动作用。对人类基因组的研究将进一步阐明基因结构与功能的关系及其调控机制,从而推动发育生物学和神经生物学的发展,并揭示细胞分化、胚胎发育、人类的思维和记忆等复杂生命活动的分子学基础。

人类基因组计划在人类疾病的防治方面也将做出特殊贡献。以人类基因组为大背景,人们可以研究疾病在发生过程中涉及的基因表达与调控等方面,从而获得疾病发生的分子机制,以此设计的药物就会更好,治疗方案就能"对因下药"。由此可见,利用基因治疗更多的疾病将不再是一个奢望,这也是目前正在开展的功能基因组计划的重要内容之一。因此,随着人类基因组计划的不断深入,人们将在疾病诊断、基因治疗、遗传保健、优生优育等方面建立起全新的人类医学。

四、人类基因组研究展望

人类基因组精细图的公布,标志着现代医学的发展已逐步进入基因组医学时代。

人类功能基因组学研究是以全基因组为背景,开展人类基因及其编码蛋白的功能研究,从而尽可能全面地揭示生命奥秘。

目前基因组医学对疾病诊断、恶性肿瘤、器官移植、精神疾病、心血管疾病、传染病、制药、医学伦理及基因治疗等重要影响已初见端倪,人类基因组学为药物开发提供了新的源泉。

全基因组关联分析(genome wide association study, GWAS)技术大规模应用,不断有重大疾病的新易感基因被揭示,很多复杂性疾病的遗传因素正逐步阐明,为常见病、多发病的易感性分析提供了重要基础;廉价高效的新一代基因序列分析技术进入实用化,越来越多的个人基因组完成全序列解析等应用将到来,科幻小说中描写的每个人掌握自己全部遗传信息数据的前景有可能成为现实。此外,在短短几年内完成一系列基因组学研究的新计划已初见成果,如人类基因变异图谱、癌症基因组图谱、人类功能基因百科全书等。有理由相信,在不远的将来,人类基因组的新成果将会与每个人息息相关。

第四节　基因的突变

地球生物圈中任何生物的基因都可能以一定频率发生突变,这是生物普遍存在的固有特征。基因突变可发生在个体发育的任何时期,也可发生在任何细胞,包括生殖细胞或体细胞。基因突变也是地球生物圈中生物多样性和永恒进化的动力源泉。

一、基因突变的概念及特点

（一）基因突变的概念

基因突变是指基因在分子结构上发生的碱基对组成或排列顺序的改变。发生在生殖细胞的基因突变可遗传给下一代，从而导致传统意义上的遗传病；发生在体细胞的基因突变一般不会遗传给下一代，但可在体细胞有丝分裂中传给子细胞，突变累积可引起肿瘤，即体细胞遗传病。

基因突变分为自然突变和人工诱变。自然突变是指在自然条件（天然影响因素）下发生的基因突变。人工诱变是指在人为因素（如诱变剂）影响下发生的基因突变。人工诱变技术可用于遗传育种。

突变体是指携带突变基因的细胞或个体。野生型是指未携带突变基因的细胞或个体。突变体和野生型都是针对某一具体基因相对而言的。

（二）基因突变的特点

1. 多向性　同一基因座位上的基因可独立发生多次不同突变，形成新等位基因。例如，A 可突变为等位基因 A_1、A_2、A_3、$A_4\cdots A_n$，从而形成复等位基因。

2. 重复性　已发生突变的基因能再次发生突变而形成新等位基因。例如，A 可突变为其等位基因 A_1，基因 A_1 也可突变成新等位基因 A_2，A_2 也可发生突变而形成新等位基因 A_3 等。基因重复突变是形成复等位基因的原因。

3. 随机性　任何一个基因突变都是随机发生的，但各自突变频率并不完全相同。突变率是指基因从一种等位形式突变成另外一种等位形式的概率。

4. 稀有性　自然状况下突变率很低。2009 年中英两国科学家对 Y 染色体突变测算表明：人类每传递一代，会累积 100～200 个新突变，相当于 3 千万碱基对中有一个发生突变。

5. 可逆性　野生型基因突变成其等位突变型基因，称正向突变。突变型基因也可突变为其相应野生型基因，称回复突变。正向突变率总是远高于回复突变率。

6. 有害性　遗传性状的形成是长期进化和自然选择的结果。多数基因突变可能影响到性状，从而影响生物的适应性，因此是有害的。有些突变只引起 DNA 序列改变，并不影响编码蛋白质的正常功能。

二、基因突变的诱发因素

能够引起基因突变的因素很多，主要包括以下几类。

（一）物理因素

物理因素主要是指电离辐射、紫外线、电磁波等。α 射线、β 射线、γ 射线、X 射线等电离射线可直接损伤 DNA 链,导致 DNA 分子断裂。长期的紫外线照射可以引起皮肤癌。

（二）化学因素

现代生活中人们难免要接触大量化学物质,如药物、食品添加剂、化工材料及大气和水体污染物。其中化学物质中许多可引起基因突变,如羟胺、亚硝胺、碱基类似物、烷化剂、芳香族化合物等。

（三）生物因素

生物因素主要是指病毒、真菌、细菌的毒素和代谢物。某些病毒基因组可全部或部分整合到宿主基因组中,在结构上引起基因突变。某些病毒可通过自身遗传物质的表达引起宿主基因突变,如 EB 病毒是鼻咽癌的病因。黄曲霉、寄生曲霉等产生的代谢产物黄曲霉毒素是强致癌物,可导致肝癌的发生。

三、基因突变的类型

基因突变可分为点突变、插入或缺失突变、动态突变三类。

（一）点突变

点突变又称单碱基置换突变,是最常见的突变形式,包括转换和颠换。

转换是指 DNA 分子中一个嘌呤碱基被另外一种嘌呤碱基置换,或一个嘧啶碱基被另外一种嘧啶碱基置换。

颠换是指 DNA 分子中一个嘌呤碱基被一个嘧啶碱基置换,或一个嘧啶碱基被一个嘌呤碱基置换。

转换通常多于颠换。如镰状细胞贫血就是因为 β 链 N 端的第 6 个密码子由 GAG 突变成了 GTG,所编码的氨基酸由谷氨酸突变成了缬氨酸,从而导致 β 链构型改变,不能维持红细胞的正常形态。

（二）插入或缺失突变

插入或缺失突变是指 DNA 分子的碱基序列中插入或缺失一个或多个碱基。

移码突变是指如果 DNA 分子编码序列中插入或缺失的碱基数不是 3 的整倍数,将导致突变点下游所有密码子阅读框架发生改变。移码突变可导致终止密码子提前出现,肽链合成提前终止(图 4-5)。

整码突变是指如果 DNA 分子编码序列中插入或缺失的碱基数是 3 的整倍数,则引起插入点或紧靠插入点的下一个氨基酸改变,下游阅读框架不受影响,翻译的蛋白质在插入点改变了 1~2 个氨基酸或增加了数个氨基酸(图 4-6)。

（三）动态突变

动态突变是指组成 DNA 分子中的核苷酸重复序列拷贝数发生不同程度的扩增。例如,脆性 X 染色体综合征是第一个发现的由动态突变所致的遗传病,患者 X 染色体 q27.3 存在着脆性部位,脆性部位重复序列 $(CGG)_n$ 在正常人拷贝数为 6~60 个,而患者可达 60~200 个。

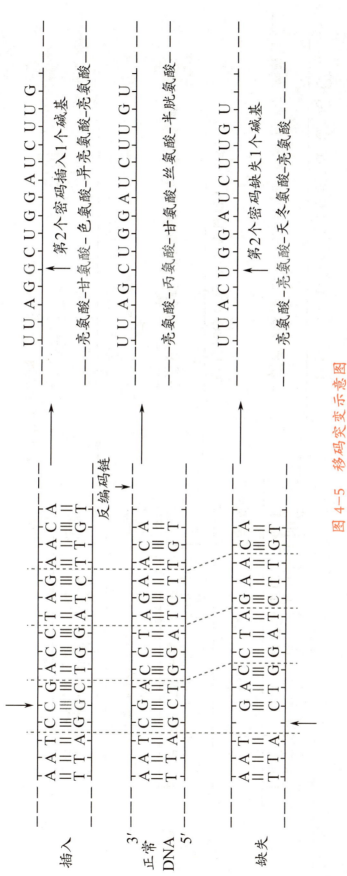

图 4—5 移码突变示意图

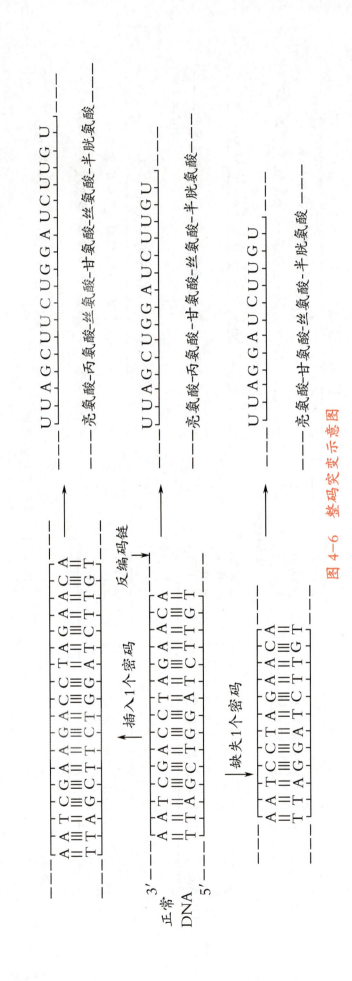

图 4-6 整码突变示意图

四、基因突变的后果

基因对生物遗传性状的控制是通过控制特定多肽链的合成来实现的。因此,基因的稳定性决定了蛋白质(或酶)的稳定性。当决定某一多肽链的基因发生突变时,其中的碱基种类或排序发生改变,由该基因编码的多肽链中氨基酸的种类或排序也必将发生相应改变,由此引起蛋白质(或酶)在质或量上发生变化,进而引起相应的疾病。根据缺陷蛋白(或酶)对机体所产生的影响不同将此类疾病分为分子病和先天性代谢缺陷。

(一)分子病

分子病(molecular disease)是指因基因突变导致蛋白质分子结构或数量异常,直接引起机体功能障碍的疾病。分子病包括血红蛋白病、血浆蛋白病、受体蛋白病等。

血红蛋白(hemoglobin,Hb)是一种由珠蛋白和血红素组装而成的结合蛋白,是红细胞中具有重要生理功能的蛋白质,是血液中红细胞携带运输氧气和二氧化碳的载体。正常成年人珠蛋白分子由4条珠蛋白肽链组成(2条α链和2条β链)。常见血红蛋白病有珠蛋白生成障碍性贫血、镰状细胞贫血等。珠蛋白生成障碍性贫血是因珠蛋白基因的缺失或缺陷,导致珠蛋白链合成速率降低而引起的溶血性贫血,又称地中海贫血。根据受影响的珠蛋白链的不同,可将其分为α-珠蛋白生成障碍性贫血和β-珠蛋白生成障碍性贫血两类(图4-7)。

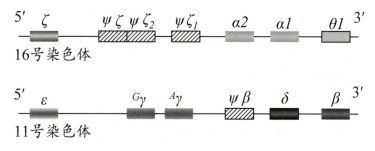

图4-7 人类珠蛋白基因簇

(二)先天性代谢缺陷

先天性代谢缺陷(inborn error of metabolism)又称遗传性代谢缺陷,是指因酶的遗传缺陷而引起的疾病。人体内各种代谢活动是通过一系列生化反应来实现的,每一步生化反应几乎都需要特定的酶催化,从而使代谢活动得以有条不紊地进行。如催化某一反应步骤的酶发生异常,那么由此酶所催化的反应步骤就会发生障碍,从而导致机体代谢紊乱,引起相应疾病。

1. 先天性代谢缺陷的分子机制 酶的化学本质是蛋白质,受基因控制,如控制某种酶合成的基因发生突变,或控制其结构基因的调控基因发生突变,即可引起酶在质或量上发生改变,其催化作用必然随之发生改变,从而引起机体代谢障碍。假如A物质在人体内的正常代谢途径是经过 B、C 两个中间代谢步骤,最终形成产物 D;这三个代谢步骤各自需要一种酶的催化才能顺利进行,而这三种酶又是在三种基因 AB、BC 和 CD 的控制下通过 mRNA 指导合成的。如果基因 CD 发生突变,变为 C/D,则突变基因 C/D 转录的 mRNA 便失去原有功能,不能指导正常的酶合成。此时,A→B 及 B→C 两个步骤可正常进行,而 C→D 反应则因酶缺陷不能顺利进行或完全停止,导致中间代谢产物 C 在体内大量积累,引起自身中毒。中间产物 B 及底物 A 也会因 C 的积累而积累。代谢终产物 D 是机体需要的,最终机体会因 D 缺乏而产生某些相应症状。同时,代谢中间产物的积累又引起底物 A 发生代谢转向,引起代谢紊乱(图 4-8)。

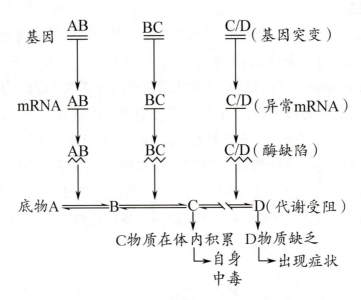

图 4-8　基因、mRNA、酶和代谢过程的相互关系

2. 典型先天性代谢缺陷

(1)苯丙酮尿症(phenylketonuria,PKU):是因苯丙氨酸代谢异常引起的疾病。我国新生儿该病发病率约为 1/11 700。患儿以智力发育低下为主要特征,呈进行性发展,有皮肤、毛发和虹膜颜色变浅,易患湿疹、智力低下等症状,汗、尿有特殊鼠臭味。患儿血液、尿液中可检出苯丙氨酸及其代谢衍生物苯丙酮酸浓度过高,说明本病与苯丙氨酸在体内代谢异常有关。

苯丙酮尿症遗传方式为常染色体隐性遗传,基因定位于 12q24.1。该病是因患儿肝内缺乏苯丙氨酸羟化酶,苯丙氨酸不能转变为酪氨酸,使苯丙氨酸在体内聚集,由旁路代谢产生大量苯丙酮酸,导致血液、尿液中苯丙酮酸浓度过高,进而影响神经系统,并产生鼠臭味尿和皮肤毛发颜色变浅(图 4-9)。

由于患儿出生时无任何症状,一旦出现临床症状则说明大脑已受损害,患儿已失去最佳的治疗时机。因此,本病以预防为主,做到早诊断、早治疗。目前已能对本病进行产前诊断,也可通过新生儿筛查发现患儿。一旦确诊为苯丙酮尿症,应尽早给该病患儿低苯丙氨酸饮食,可使其智力发育正常。

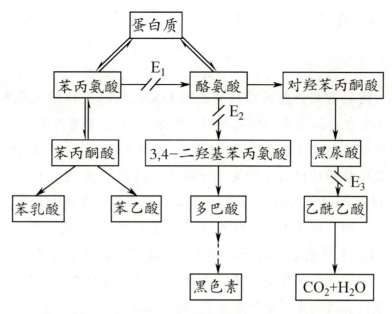

图 4-9　苯丙氨酸与酪氨酸代谢图解

E_1. 苯丙氨酸羟化酶；E_2. 酪氨酸酶；E_3. 尿黑酸氧化酶。

（2）白化病：是因酪氨酸酶缺陷引起的疾病。白化病患者全身皮肤、毛发、眼睛缺乏黑色素，全身白化，终生不变。患者眼视网膜无色素，虹膜和瞳孔呈现淡红色，畏光，常伴有视力异常，对阳光敏感，暴晒可引起皮肤角化增厚，易诱发皮肤癌。

全身性白化病遗传方式为常染色体隐性遗传，基因定位于11q14-q21。局部性白化病为常染色体显性遗传，基因定位于15p。正常人体黑素细胞中的酪氨酸在酪氨酸酶的催化下，经一系列反应最终生成黑色素。白化病患者体内酪氨酸酶基因缺陷，使该酶缺乏，不能有效催化酪氨酸转变为黑色素前体，最终导致代谢终产物黑色素缺乏而呈现白化。

五、基因突变的形式、突变热点与基因诊断

基因突变形式主要包括点突变、插入或缺失型突变、甲基化及基因扩增等形式。

突变热点是指 DNA 分子上各个部分有不同的突变频率，某些位点突变频率远高于平均水平。DNA 分子上每一碱基在理论模型上都可能发生突变，但实际上突变部位并非完全随机分布。在庞大的人类基因组中，某些基因的某些片段特别容易发生突变，而某些片段几乎不发生突变。研究表明，突变热点多为基因的重要功能部分或重复序列区域。

基因诊断是指依据不同基因的突变形式和突变热点性质，采用相应方法检测基因所含突变位点的过程。例如，绝大多数 α- 珠蛋白基因突变都是缺失型突变，且存在突变热点，α- 珠蛋白生成障碍性贫血的基因诊断可用缺口 PCR 方法；β- 珠蛋白基因突变则集中表现为有限几个位点的点突变，β- 珠蛋白生成障碍性贫血的基因诊断可采用反向点杂交技术。进行性假肥大性肌营养不良基因非常大，达 2 300kb，不方便检测，但因其基

因突变多数为缺失突变,且常见缺失集中在该基因的少数几个位点,可用多重 PCR 方法检测。

本章小结

　　基因是具有某种特定遗传效应的 DNA 片段,是遗传的基本单位。真核细胞的基因包括编码区和侧翼序列两部分,前者主要有外显子与内含子,后者含对基因有效表达起调控作用的序列。基因表达是指细胞生命活动过程中将一个基因所携带遗传信息转变成一条多肽链的过程,包括遗传信息的转录和翻译。mRNA、tRNA 和 rRNA 协同作用参与基因表达全过程。人类基因组计划是进行细胞核基因组 3.16×10^9 个碱基对测序,研究基因的种类、分布、结构、功能及进化等内容。基因的分子结构发生碱基对组成或排序的改变,从而引起基因突变。基因突变具有多向性、重复性、随机性、稀有性、可逆性、有害性等特点。基因突变可分为点突变、插入或缺失突变、动态突变三类。基因突变可引起蛋白质(或酶)在质或量上发生变化,进而引起相应疾病,包括分子病和先天性代谢缺陷两大类。

思考与练习

一、名词解释

1. 基因
2. 断裂基因
3. 外显子
4. 密码子
5. 基因组
6. 基因突变
7. 移码突变
8. 分子病
9. 先天性代谢缺陷

二、填空题

1. 一个结构基因包括_____和_____两部分,前者主要有_____和_____。
2. 基因表达包括_____和_____两个过程。
3. 人类基因组包括_____和_____两部分。
4. 基因突变的特性主要包括_____、_____、_____和_____。
5. 基因突变主要分为_____、_____和_____。
6. 镰状细胞贫血是由于患者珠蛋白 β 链第 6 位氨基酸由_____替代了正常

的_____。

三、简答题

1. 简述基因的结构组成。

2. 简述遗传信息传递的基本过程与途径。

3. 简述基因突变的遗传学意义。

4. 简述分子病和先天性代谢缺陷的分子学发病机制。

5. 在强烈日光下为何要涂防晒霜？为患者做放射性核素介入治疗时为何要做好防护？

（刘　鹏）

第五章 | 遗传的基本规律

05章 数字内容

学习目标

1. 掌握分离定律、自由组合定律、连锁定律；灵活应用遗传定律及方法进行人类遗传现象分析。
2. 熟悉分离定律、自由组合定律、连锁定律的实质和细胞学基础。
3. 了解分离定律、自由组合定律、连锁定律实验现象解释；连锁群及基因排序、遗传图距等相关知识。

在人类生存繁衍的这个蓝色星球，遗传和变异现象在我们周围普遍存在。古往今来，人们总是通过认识和总结遗传现象，探知和把握遗传规律，服务于生产生活和人类发展。以遗传学家孟德尔、摩尔根为代表的遗传学研究者逐步揭示了分离定律、自由组合定律、连锁定律等遗传学规律，这三大定律构成了经典遗传学理论的基础，引领和促进了遗传学的发展。

 知识拓展

遗传学之父孟德尔

孟德尔（Gregor Johann Mendel，1822—1884），遗传学家，经典遗传学的奠基人。孟德尔通过多年大量的豌豆杂交实验，提出了性状受生物体内的"遗传因子"（现称为"基因"）控制；1865年，他报告了研究成果，并于次年发表了题为《植物杂交试验》的论文。

限于当时的环境，孟德尔的重大发现并未引起重视。30多年后，荷兰的德弗里斯、德国的柯灵斯和奥地利的切尔马克分别证实了孟德尔的伟大发现，并把这些遗传规律称为孟德尔定律（Mendel Laws）。因此，孟德尔被世人尊为"遗传学之父"。

第一节　常用遗传学术语及符号

为了较方便地认识遗传现象、把握遗传规律，遗传学研究者创造了一些遗传学术语、符号。

一、常用遗传学术语

自然界中的生物多种多样、千差万别，生物体之间在形态、结构、功能等方面可能存在着各不相同的特征。

（一）性状与基因

在遗传学研究中，把生物体在形态结构、生理、生化等方面可鉴别的特征称为性状（character）。如豌豆的茎高、花色、种皮的外形，人类的血型、身高、肤色等特征，都可称为性状。同时，把控制某一性状的遗传功能单位称为基因。研究表明，基因位于染色体的特定位置，决定着性状的表现。

（二）相对性状与等位基因

1. 相对性状（relative character）　在生物体的某一性状中，常会出现不同的表现类型（如豌豆"种子形状"这个性状，就可能有"圆滑"和"皱缩"等类型）。遗传学研究中，把生物体同一性状的不同表现类型之间互称为相对性状。如上述豌豆种子外形的"圆滑"与"皱缩"就是一对相对性状。人类的性状也有一些相对性状，如头发外形的"直发"与"鬈发"、睫毛长度的"长睫毛"与"短睫毛"、耳垂外形的"有耳垂"与"无耳垂"、惯用右手（右利手）与惯用左手（左利手）等均为相对性状；在人类ABO血型系统中，血型有A型、B型、AB型和O型四种类型，其中任意两种血型之间都互为相对性状。

2. 杂交（cross）　具有不同相对性状的亲本（parent）之间的交配（或授粉）称为杂交。杂交是遗传研究中最常用的方法之一，常用于探索遗传规律，或在育种方面把优良的性状组合在一起。

3. 等位基因（allele）　控制相对性状的基因通常位于一对同源染色体的相同位置上，因此位于同源染色体上同一位置、控制相对性状的不同形态的基因之间互称为等位基因。等位基因常用同一个拉丁（现多用英文）字母（单词或单词缩写）表示，但大小写不同时表示的含义也不同，如R表示控制"种皮圆滑"的特征，r则表示控制"种皮皱缩"的特征。

4. 纯合子（homozygote）　等位基因相同的个体称纯合子（纯合体或纯种）。如等位基因为rr的豌豆就是种皮皱缩的纯种豌豆。自然生长的豌豆多为纯合子。

5. 杂合子（heterozygote）　等位基因不完全相同的个体称杂合子（杂合体或杂种）。如等位基因为Rr的豌豆就是种皮圆滑的杂种豌豆。自然界中的生物体大多为杂合子。

（三）显性性状与隐性性状

在遗传学研究中，把参与杂交的个体称为亲本。两个纯种亲本杂交时，杂合子（子一代或杂种一代）表现出来的亲本性状称为显性性状（dominant character），而未表现出来的亲本性状则称为隐性性状（recessive character）。如等位基因为 Rr 的杂种豌豆的种皮外形表现"圆滑"，而不是"皱缩"，因此"圆滑"就是显性性状，而"皱缩"则是隐性性状。

（四）显性基因与隐性基因

控制显性性状的基因称为显性基因（dominant gene），一般用大写字母表示，如控制豌豆种皮外形"圆滑"特征的基因用"R"表示。控制隐性性状的基因称为隐性基因（recessive gene），一般用小写字母表示，如控制豌豆种皮外形"皱缩"特征的基因用"r"表示。

（五）表现型与基因型

生物体表现出来的性状称为表现型（phenotype），简称表型，通常用中文词或词组来描述。如等位基因为 Rr 的杂种豌豆的表现型可以描述为"种皮圆滑的豌豆"或"圆滑的豌豆"。

一定表现型个体的基因组成类型称为基因型（genotype）。它反映了生物体的遗传构成情况，常用英文字母组合表示。如种皮圆滑的纯种豌豆的基因型为 RR，而种皮圆滑的杂种豌豆的基因型则为 Rr（显性基因写在前）。

表现型可以具体表现为某一性状特征，也可以是一些性状的总和；同样，基因型可以由一对等位基因组成，也可能是多对等位基因的组合。

一般情况下，基因型的组成情况决定着表现型的表达情况。生物体的基因型相同，表现型一般相同；而表现型相同的生物体的基因型则不一定相同。

二、常用遗传学符号

在遗传学研究中，常用特定符号表达特定的个体、含义或过程，如"P"表示亲本，"♀"表示母本，"♂"表示父本；"G"表示配子；"×"表示杂交（如未用"♀"和"♂"标注母本和父本时，则"×"前为母本，"×"后是父本）；"F₁"表示子一代等（表 5-1）。

表 5-1　遗传学常用符号

遗传符号	含义	遗传符号	含义
P	亲本	×	杂交
F_1	子一代	⊗	自交
F_2	子二代	♂	雄性个体或雄配子
G	配子	♀	雌性个体或雌配子

遗传学符号是遗传学研究的"通识"符号。熟悉和掌握常用遗传学符号,科学规范地使用,是学习遗传学知识、运用相关知识进行遗传分析的基础。

探究与实践

遗传学常用术语符号的运用

下图是一个豌豆杂交实验图解,你能用遗传学术语符号描述该过程及相关结果吗?

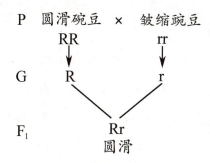

第二节 分 离 定 律

自然界中,豌豆是闭花自花传粉植物,因此一般情况下豌豆都是纯种。孟德尔从得到的 34 个豌豆品种中选取了 7 对相对性状(如茎的高与矮、种皮外形的圆滑与皱缩等)进行杂交实验,观察这些相对性状在杂交后代中的遗传规律(图 5-1)。

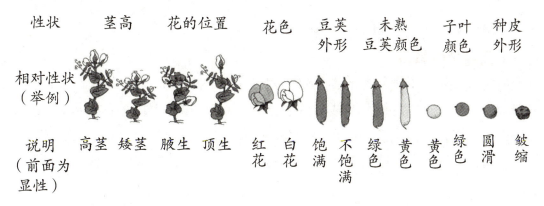

图 5-1　豌豆的相对性状

一、一对相对性状的豌豆杂交实验

孟德尔把种皮圆滑的纯种豌豆和种皮皱缩的纯种豌豆进行杂交,不论选取哪一种做父本或母本,其子一代(杂种一代或F_1)全表现为"种皮圆滑",共获得253粒种子。第二年,孟德尔把子一代的杂种豌豆播种生长,并让它们自交(即自然授粉),所产生的子二代(F_2)共获7 324粒种子。孟德尔用统计学方法处理杂交实验结果,发现在F_2代中出现了"性状分离"现象,有5 474粒种子是圆滑的,1 850粒种子是皱缩的,圆滑种子与皱缩种子数目的比例是2.96:1,非常接近3:1。同时,孟德尔还选用了其他6对相对性状做了类似的豌豆杂交实验,实验的结果也与上述实验极为相似(表5-2)。

表5-2　孟德尔的豌豆杂交实验结果(F_2)

性状	显性		隐性		比例
种子的形状	圆	5 474	皱	1 850	2.96:1
子叶的颜色	黄	6 022	绿	2 001	3.01:1
种皮的颜色	灰	705	白	224	3.15:1
豆荚的形状	饱满	882	不饱满	299	2.95:1
未成熟豆荚的颜色	绿	428	黄	152	2.82:1
花的位置	腋生	651	顶生	207	3.14:1
茎的高度	高	787	矮	277	2.84:1

从上表中可以看出:子二代中,各对相对性状的显性性状与隐性性状个体的表型比总是接近3:1,表现出了一个很有规律的现象。

二、对杂交实验的遗传分析

对上述实验结果应如何进行科学解释呢?

(一)孟德尔的解释

孟德尔认为,豌豆不同种类的遗传性状都是受体内成对的"遗传因子"(现称基因)控制产生的。在配子形成过程中,成对的遗传因子(即等位基因)彼此分离,分别进入到不同的配子中。因此,在配子中只有等位基因中的一个。这样子一代将会形成两种基因不同、数量相等的配子。受精时,不同基因型的配子以均等的机会结合成受精卵(受精是随机的)。

在本实验中,如果用R表示种皮圆滑基因、r表示种皮皱缩基因,那么亲代中纯种圆滑豌豆的基因型为RR,纯种皱缩豌豆的基因型为rr。在配子形成过程中,圆滑豌豆的亲代产生的全是含R的配子,皱缩豌豆产生的全是含r的配子。受精后,子一代的基因型为Rr,由于R对r为显性基因,所以子一代表型全是圆滑豌豆。在子一代形成配子时,等位基因R与r互相分离,形成了分别含R和r、数量相等的配子;在随机受精后,子二代中就出现了RR、Rr、rr三种基因型,也就形成了圆滑豌豆与皱缩豌豆约为3:1的表型比

（图 5-2）。

（二）验证试验——测交试验

为了验证自己的解释，孟德尔设计了著名的测交（test cross）试验。所谓测交，就是让未知基因型的杂合子与隐性纯合亲本进行杂交，以测定杂合子基因型的实验方法。

如果子一代杂合子的基因型为 Rr，那么在它形成配子时，等位基因 R 和 r 将彼此分离，形成数量相等的两种配子。而隐性纯合亲本只能形成一种含 r 的配子。在随机受精后，子二代中将形成基因型分别为 Rr 和 rr 的两类受精卵，且数量相等，将分别形成外形圆滑和皱缩的两种类型的种子，表型比应为 1∶1。

测交试验的结果与预期的假设完全一致，从而验证了孟德尔对豌豆杂交实验中"性状分离"现象的解释是科学合理的（图 5-3）。

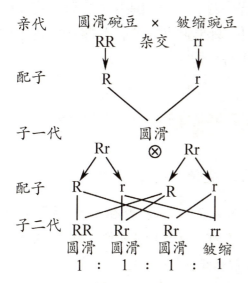

图 5-2　纯种圆滑豌豆和纯种皱缩
　　　　豌豆杂交图解

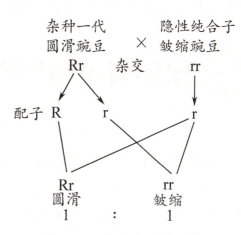

图 5-3　豌豆的测交图解

　知识拓展

认识你的血型

血液的不同类型是由病理学家、免疫学家兰德斯泰纳（Landsteiner）在 1902 年提出的。人类的血型主要是依据红细胞表面不同的抗原（即血型物质，其化学本质是构成血型抗原的糖蛋白或糖脂，特异性主要取决于糖链的组成）来确定的。

人类有 80 多种血型系统，但 ABO 血型系统和 Rh 血型系统的临床意义最为重要。在临床输血前一定要检查受血者和供血者的血型，并且要进行交叉配血试验。血型不仅在输血上有重要意义，而且在人种学、遗传学、法医学、移植免疫、疾病抵抗力（或易感性）等方面都有应用价值。人类的血型可以遗传，它是由不同的基因型控制产生的。

三、分 离 定 律

通过孟德尔豌豆杂交实验,可以进行如下总结:具有一对相对性状的亲本进行杂交,所得杂合子在形成配子时等位基因彼此分离,分别进入到不同的配子中去。此规律称为基因分离定律,简称分离定律(law of segregation),也被称为孟德尔第一定律。

因出现"性状分离"现象的根源在于等位基因的分离,因此等位基因的分离是分离定律的实质,适用于一对等位基因控制的一对相对性状的遗传现象。

在配子形成过程中,发生减数分裂Ⅰ时,同源染色体要彼此分离,并由此导致了等位基因的分离。因此,同源染色体的分离是分离定律的细胞学基础。

基因分离定律是生物遗传的基本规律,在自然界中具有广泛的适用性。分离定律适用于解释一对相对性状的遗传现象。人类受一对等位基因控制的一对相对性状(常被称为单基因性状或孟德尔性状)的遗传一般都符合基因分离定律。

 探究与实践

人类常见的正常性状的遗传

人类有许多常见的正常性状,如血型、眼睑形状、有无美人尖、是否卷舌、是否叠舌、有无酒窝、头发曲直、发涡旋转方向、达尔文结节等。现在有"两个双眼皮的人结婚,却生了一个单眼皮的小孩"的家庭案例,你能用分离定律来解释吗?

第三节　自由组合定律

分离定律适用于一对等位基因控制的一对相对性状的遗传分析,然而自然界中生物体通常同时表现出的多种性状也可能是多对相对性状,如豌豆在"茎高""花色""子叶颜色"等性状方面就有7对常见相对性状。那么当两对或两对以上的相对性状同时遗传时,它们又会按照怎样的遗传规律进行传递呢?孟德尔通过两对相对性状的遗传实验,总结归纳出了自由组合定律(law of independent assortment)。

一、两对相对性状的豌豆杂交实验

孟德尔选用了子叶颜色为黄色、种皮圆滑的纯种豌豆(简称黄圆)与子叶颜色为绿色、种皮皱缩的纯种豌豆(简称绿皱)作为亲本进行杂交,同时观察种子子叶的颜色和种皮外形两对相对性状,结果发现子一代全部表现为黄圆豌豆。让子一代进行自交,子二代共收获种子556粒,出现了四种表现型——黄色圆滑(简称黄圆,315粒)、黄色皱缩(简称黄皱,101粒)、绿色圆滑(简称绿圆,108粒)、绿色皱缩(简称绿皱,32粒),黄圆、黄皱、绿圆、绿皱的表型比约为9:3:3:1(图5-4)。

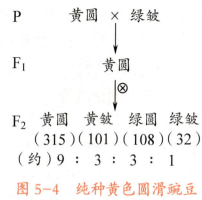

图 5-4　纯种黄色圆滑豌豆与绿色皱缩豌豆杂交图解

在上述子二代出现的四种表型中,黄圆和绿皱的类型与亲本表型一致,称为亲本类型,而绿圆和黄皱表型与亲本类型不一致,称为重组类型。如果在子二代中仅考虑一对相对性状,那么子二代中黄色与绿色的表型比或者圆滑与皱缩的表型比仍为3:1,符合基因分离定律;但如果同时考虑子叶的颜色和种皮外形的两对相对性状时,则出现了上述四种表现型和接近9:3:3:1的表型比,似乎发生了子叶颜色与种皮外形等性状之间的"自由组合"现象。对此现象又该如何进行解释呢?

二、对杂交实验的遗传分析

(一)孟德尔的解释

孟德尔认为,子一代中种子子叶颜色全为黄色,说明黄色为显性性状,绿色为隐性性状;种子外形全为圆滑,没有皱缩,说明圆滑为显性性状,皱缩为隐性性状。那么,控制种子子叶颜色的是一对基因 Y 和 y,控制种子种皮外形的是另外一对基因 R 和 r。基因型为 YYRR 的黄色圆滑纯种豌豆与基因型为 yyrr 的绿色皱缩纯种豌豆杂交,产生了基因型为 YyRr 的子一代,杂合子的表型为黄色圆滑。在子一代形成配子时,等位基因(Y 和 y、R 和 r)彼此分离,而非等位基因之间则自由组合,随机分配到配子中去。也就是说,基因型为 YyRr 的子一代可以产生数量相等的 YR、Yr、yR 和 yr 四种配子。上述四种配子随机结合后,子二代就出现 16 种结合方式、9 种基因型、4 种表现型和黄圆:黄皱:绿圆:绿皱为 9:3:3:1 的表型比(图5-5)。

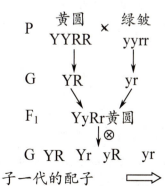

♀配子 / ♂配子	YR	Yr	yR	yr
YR	YYRR黄圆	YYRr黄圆	YyRR黄圆	YyRr黄圆
Yr	YYRr黄圆	YYrr黄皱	YyRr黄圆	Yyrr黄皱
yR	YyRR黄圆	YyRr黄圆	yyRR绿圆	YyRr绿圆
yr	YyRr黄圆	Yyrr黄皱	yyRr绿圆	yyrr绿皱

子一代的配子 ⟹ 子一代配子结合形成子二代情况

图 5-5　黄圆豌豆与绿皱豌豆杂交分析

从上述内容可以看出，子二代可能出现 16 种配子结合方式，有 9 种基因型和 4 种表现型；一对性状的分离与另一对性状的分离是相互独立的；在其后代中，这些性状之间又是可以自由组合的。

（二）测交试验

为验证"自由组合"假设，孟德尔设计了测交试验：用子一代黄色圆滑杂种豌豆与隐性纯种（绿色皱缩）豌豆杂交。如果假设成立，那么子一代杂合子（YyRr）应当可以产生基因型分别为 YR、Yr、yR、yr 数量相等的四种配子，而隐性纯种（yyrr）只产生一种基因型为 yr 的配子。随机受精后，子二代将形成 YyRr、Yyrr、yyRr、yyrr 四种基因型，而且数量相等。因此，子二代中应当出现表型比为黄圆∶黄皱∶绿圆∶绿皱为 1∶1∶1∶1 的比例（图 5-6）。

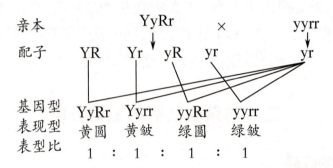

图 5-6　子一代黄圆豌豆与亲代绿皱豌豆测交图解

实验结果正如孟德尔所预期的那样，子二代中收获了黄圆、黄皱、绿圆、绿皱四种表型的豌豆种子，而且种子的数量基本接近，从而验证了孟德尔解释豌豆性状之间"自由组合"现象的假设是正确的。

三、自由组合定律

根据豌豆杂交实验的结果，孟德尔总结出：具有两对（或两对以上）相对性状的亲本进行杂交，所得的杂合子在形成配子时等位基因之间彼此分离，非等位基因之间自由组合，随机分配到不同的配子中。此规律称为自由组合定律，也被称为孟德尔第二定律。

在配子形成过程中，减数分裂中同源染色体的彼此分离、非同源染色体之间随机组合是自由组合定律的细胞学基础。

造成性状出现各种组合的根源在于其控制基因的不同组合，因此控制不同对相对性状的非等位基因之间的随机组合是自由组合定律的实质。

现代分子生物学对豌豆的染色体上基因定位的研究证明：豌豆有 7 对染色体，控制子叶颜色的等位基因在第 1 对同源染色体上，控制种皮外形的等位基因在第 7 对同源染色体上。因此，在减数分裂过程中，随着同源染色体的分离、非同源染色体的随机组合，也就随之产生了等位基因的彼此分离和非等位基因之间自由组合的现象。

自由组合定律是生物性状遗传的基本规律,适用于解释两对(或两对以上)相对性状的遗传,而且控制此两对(或两对以上)相对性状的基因应分别位于不同的同源染色体上。

第四节　连　锁　定　律

现代遗传学奠基人——摩尔根

　　摩尔根(Thomas Hunt Morgan,1866—1945),生物学家,毕生从事胚胎学和遗传学研究。他在研究孟德尔定律的基础上创立了现代遗传学的"基因学说";通过果蝇杂交实验进行遗传学研究,发现了伴性遗传规律、连锁互换现象等,创立了染色体遗传理论;撰写了《进化与适应》《遗传与批判》《孟德尔遗传学机理》《基因理论》《再生》《实验胚胎学》等许多著作。摩尔根于1933年被授予诺贝尔奖。

　　孟德尔定律被重新发现和证实后,激发了遗传学研究的热潮,实验材料从豌豆、石竹等发展到各类多种植物,从使用植物发展到利用动物等。但是部分研究者在利用香豌豆、果蝇等材料做验证实验时,发现一些性状的遗传并不符合自由组合定律,因此对自由组合定律产生了怀疑。

　　对此,摩尔根以果蝇为实验材料,在大量杂交实验的基础上总结提出了连锁定律(law of linkage),发展和完善了现代遗传学理论。

一、连锁与互换的果蝇杂交实验

　　摩尔根利用野生型的体色为灰色、翅型为长翅的果蝇(简称灰身长翅)与实验室产生的体色为黑色、翅型为短翅的果蝇(简称黑身残翅)进行杂交,以观察果蝇的体色、翅型两对相对性状的遗传规律。杂交得到的子一代果蝇全部表现为灰身长翅类型。然后用子一代灰身长翅的雄性果蝇与黑身残翅的雌性果蝇杂交(即测交),后代中应该出现灰身长翅、灰身残翅、黑身长翅、黑身残翅四种不同的类型,且它们之间的数量比应该为1:1:1:1;但子二代果蝇全部为亲本类型,而且灰身长翅类型的果蝇与黑身残翅类型的果蝇数量基本接近,表型比约为1:1;测交实验中并没有出现灰身残翅和黑身长翅重组类型的果蝇。这样的实验结果显然与预期不符,难以用自由组合定律进行解释。

二、对杂交实验的遗传分析

（一）摩尔根的解释

针对上述实验结果,摩尔根认为:果蝇体色的灰身(B)对黑身(b)是显性性状,翅型中长翅(V)对残翅(v)是显性性状;子一代(BbVv)雄性果蝇在与黑身残翅(bbvv)雌性果蝇杂交时,雄性果蝇并没有产生4种类型的精子,仅产生了等量的2种类型(即BV和bv)的精子;这是因为控制体色和翅型的两对等位基因位于同一对同源染色体上,即基因B和V在一条染色体上,b和v在另一条染色体上。

因此,上述两种类型的精子分别与黑身残翅的雌性果蝇所产的卵受精后,其后代只能出现灰身长翅(BbVv)和黑身残翅(bbvv)两种类型的果蝇(图5-7)。

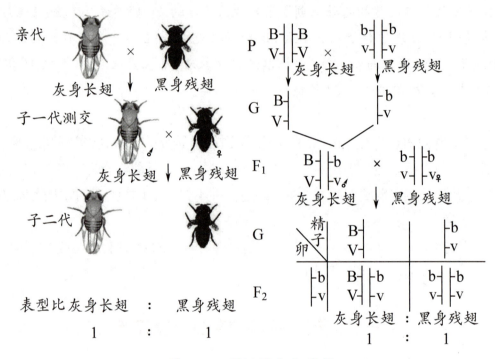

图 5-7　果蝇的完全连锁

（二）连锁

当两对(或两对以上)等位基因位于同一对同源染色体上,在遗传时非等位基因之间就无法自由组合,一些基因间会出现相伴遗传的现象。位于同一条染色体上的基因相伴而遗传的现象称为连锁(linkage)。基因连锁的表示方法为:在相互连锁的基因下方划出一条短线(表示染色体),在基因下方线条的对应处划上小点(以表示基因在染色体上的位点)即可,如"　B　V　"。

（三）完全连锁

上述实验中,杂交的后代中仅出现亲本类型而没有重组类型的连锁遗传称为完全连锁（complete linkage）。完全连锁现象在生物界并不多见,仅在雄性果蝇和雌性家蚕中存在,常见的是不完全连锁（incomplete linkage）遗传。

（四）不完全连锁

1. 果蝇的杂交试验　摩尔根用子一代雌性果蝇和黑身残翅雄性果蝇进行杂交,结果在后代中出现了四种表现型:灰身长翅、灰身残翅、黑身长翅、黑身残翅,但并不如自由组合定律所预期的 1∶1∶1∶1 的表型比那样,而是在后代中大部分（约占 83%）为亲本类型,少数（约占 17%）为重组类型。

2. 遗传分析　在杂交的后代中,既有亲本类型的个体又出现少量重组类型个体的连锁遗传称为不完全连锁。

摩尔根认为,之所以出现不完全连锁遗传现象,主要原因是子一代灰身长翅雌性果蝇在形成卵子时,在两对等位基因之间发生了交换,即子一代雌性果蝇形成卵子时,部分非姐妹染色单体之间在等位基因 B、b 和 V、v 之间发生了交换,从而形成了大量的基因型为 BV、bv 的卵子,和少量因交换产生的基因型为 Bv、bV 的卵子;当上述四种类型的卵子分别与基因型为 bv 的精子结合后,就形成了 4 种基因型的后代,于是后代就出现了 4 种表型（图 5-8）。

3. 互换　如上所述,由于同源染色体中等位基因之间发生交换而改变原来连锁关系的现象称为互换（crossing over）。由于发生互换而导致基因重组现象,一些基因不是总与某些基因连锁在一起,于是出现不完全连锁现象。

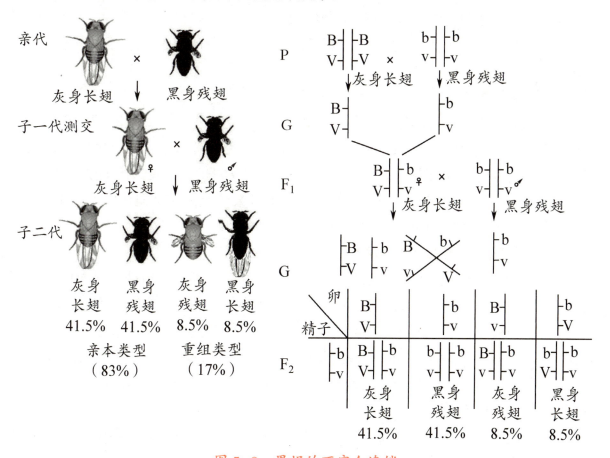

图 5-8　果蝇的不完全连锁

互换是基因重组的原因之一，在生物育种方面有着非常重要的指导意义。育种者可以利用互换，将一些特定基因组合在一起，使动植物产生人们希望的优良特征（目的性状）。同时，在一些人类遗传病的诊断与预防方面也具有重要的参考价值和指导意义。

三、连 锁 定 律

根据上述内容可知，在配子形成的过程中，位于同一染色体上的基因连锁在一起，作为一个单位进行传递，称为连锁遗传（linkage inheritance）；一对同源染色体上的不同对等位基因之间可以发生交换。

（一）连锁定律的实质

出现连锁与互换现象的原因在于：同一条染色体上的基因共同传递是连锁的实质；同源染色体上等位基因之间发生交换是互换的实质。

（二）连锁定律的细胞学基础

配子形成的过程中，减数分裂时同源染色体之间发生联会和同源染色体的非姐妹染色单体（non-sister chromatid）之间进行局部交换是连锁定律的细胞学基础。

连锁定律适用于解释两对（或两对以上）相对性状的遗传，而且控制此两对（或两对以上）相对性状的基因须位于同一对同源染色体上。

由于等位基因之间发生交换而改变原来的连锁，可以形成新的连锁关系，从而产生基因重组。

（三）连锁群

由于同一条染色体上的任意两个基因之间都可以构成连锁关系，因此同一染色体上的所有基因称为连锁群（linkage group）。连锁群的数目一般等于其单倍体（如精子、卵子）中的染色体数目，如果蝇的基因连锁群是 4 个，豌豆的连锁群是 7 个；而人有 24 个连锁群，这是因为虽然人类有 23 对同源染色体，但由于 X 染色体和 Y 染色体上的基因差异较大，而被列为不同的连锁群。

（四）基因在染色体上的排列

在染色体上的基因是呈线性排列的，基因之间的距离不同则具有不同的连锁程度。一般而言，两对等位基因相距越远，发生交换的机会越大，即交换率越高；反之，相距越近，交换率越低。因此，交换率可用来反映同一染色体上两个基因之间的相对距离，以基因重组率为 1% 时两个基因间的距离记作 1 厘摩（cM）。利用交换率的测定，可以在染色体上绘出基因之间的相对位置，这在遗传学研究方面具有非常重要的意义。

大量的遗传实践和实验结果表明，连锁与互换是生物界普遍存在的现象，因此连锁定律在生物育种、遗传病诊断、遗传咨询与优生指导等领域的实践中被广泛应用。

人类血型与指甲髌骨综合征的遗传

指甲髌骨综合征是一种人类遗传病,主要表现为指甲发育不良、髌骨缺少或发育不良。该病是一种显性遗传病,致病基因(用两个大写字母 NP 表示)与 ABO 血型的基因位于同一条染色体上,即 NP 基因与 I^A 基因往往连锁,即:———I^A———————NP———

如果一对夫妻中有一人是 A 型血的指甲髌骨综合征患者,他们希望生出健康的孩子,你能给他们提出生育建议吗?(说明:指甲髌骨综合征致病基因目前暂无技术可以检测出来。)

本章小结

生物体有许多性状,每个性状常有一对或多对相对性状。性状受基因控制,一对等位基因控制一对相对性状。分离定律适用于研究一对相对性状的遗传,等位基因的分离是其实质,同源染色体的分离是其细胞学基础。当分析两对(或两对以上)相对性状的遗传时,适用自由组合定律或连锁定律,关键是看控制相对性状的两对(或两对以上)等位基因是否位于同一对同源染色体上。自由组合定律适用于解释两对(或两对以上)等位基因分别位于非同源染色体上;连锁定律适用于解释两对(或两对以上)等位基因位于同一对同源染色体上的遗传现象。非等位基因的随机组合是自由组合定律的本质,同源染色体上等位基因之间发生交换是互换的实质。互换和自由组合都可以导致基因重组,基因重组常可以造成性状的重组。

❓ 思考与练习

一、名词解释

1. 性状
2. 隐性性状
3. 表现型
4. 基因型
5. 杂合子

二、填空题

1. 孟德尔发现的遗传规律是_____、_____。
2. 发现连锁定律的是_____。

3. 控制同一性状不同形式的基因称为_____,它常位于_____。

4. 杂合子能够表现出来性状的基因是_____。

5. 基因分离定律、自由组合定律、连锁定律三大遗传规律的细胞学基础分别是_____、_____、_____。

三、简答题

1. 简述分离定律的主要内容及其实质。

2. 简述自由组合定律的主要内容及其实质。

3. 简述连锁定律的主要内容及其适用条件。

（李　强）

第六章 | 人类性状的遗传方式与遗传病

06章

06章 数字内容

第一节 单基因遗传与单基因遗传病

单基因遗传是指遗传性状受一对等位基因控制的遗传现象。单基因性状遗传遵循孟德尔分离定律，故又称孟德尔遗传。单基因遗传病简称单基因病，是指受一对等位基因控制的疾病，也称孟德尔遗传病。

根据控制性状或疾病的基因所在的染色体不同（常染色体或性染色体）以及性质不同（显性或隐性），可将人类单基因遗传病分为 5 种主要遗传方式：常染色体显性遗传、常染色体隐性遗传、X 连锁显性遗传、X 连锁隐性遗传、Y 连锁遗传。

对人类单基因遗传病的研究常采用系谱分析法（pedigree analysis）。系谱（pedigree）是指从先证者（某家系中最先被确认某种遗传病的患者或具有某种遗传性状的个体）入手，追溯调查其家系所有成员的亲属关系，以某种遗传病或性状为依据，按一定格式绘制而成的图谱。绘制系谱时的常用符号见图 6-1。

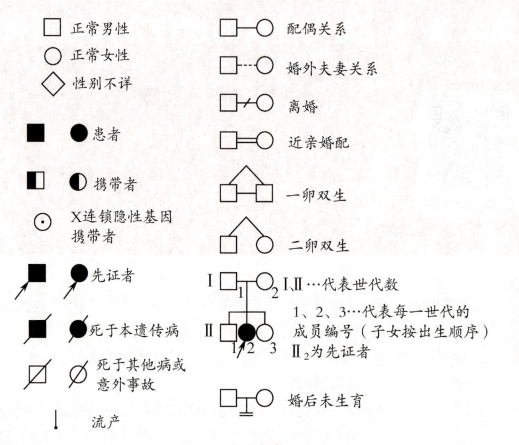

图6-1　系谱中常用符号

在对某种遗传病或性状进行系谱分析时,有时仅仅依据一个家系的系谱资料不能准确反映出该病或该性状的遗传方式,需要将多个具有相同遗传病或性状的家系系谱进行综合分析,才能比较准确可靠地做出推断。

 知识拓展

人类单基因遗传病

目前已发现的人类单基因遗传病有上万多种,且每年以10~50种的速度增加。单基因遗传病已对人类健康构成了较大威胁,常见的有红绿色盲、血友病、白化病等。

一、常染色体显性遗传

常染色体显性遗传(autosomal dominant inheritance,AD)是指位于常染色体(1~22号)上的显性基因控制某种性状或遗传病的遗传方式。由常染色体上显性致病基因控制的遗传病称为常染色体显性遗传病。

目前已被人们认识的常染色体显性遗传病有近 5 000 种,临床上常见的有短指 / 趾、多指 / 趾、软骨发育不全、脊髓小脑性共济失调Ⅰ型、视网膜母细胞瘤、马方综合征、多囊肾、亨廷顿病、强直性肌营养不良、遗传性球形红细胞增多症等。

在常染色体显性遗传中,假设用 A 表示显性基因(致病基因),用 a 表示其相应的隐性基因(正常基因),则基因型 AA 和 Aa 的个体患病,基因型 aa 的个体正常。因为人类的致病基因最初是由正常基因突变而来的,所以在群体中频率很低。对于常染色体显性遗传来说,患者的基因型大多数为杂合子(Aa),人群中很少见到纯合子(AA)患者,多因致病基因 A 纯合,导致纯合子(AA)胚胎期死亡。

由于各种复杂原因的影响,杂合子(Aa)可能出现不同的表现型,因此可将常染色体显性遗传分为完全显性遗传、不完全显性遗传、共显性遗传、不规则显性遗传、延迟显性遗传等类型。

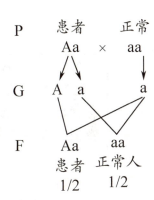

图 6-2 短指 / 趾患者和正常人婚配图解

(一)完全显性遗传

完全显性遗传(complete dominant inheritance)是指杂合子(Aa)患者与纯合子(AA)患者在表型上无差别。如短指 / 趾患者因指骨(或趾骨)短小或缺如,致使手指(或足趾)变短。患者基因型有纯合子(AA)和杂合子(Aa)两种,临床表现无区别,但临床所见患者大多为杂合子,这些患者与正常人婚配,后代将有 1/2 可能性是患者,1/2 可能性是正常人(图 6-2)。

如图 6-3 所示,常染色体显性遗传病的系谱特点如下:

1. 由于致病基因位于常染色体上,因此致病基因的遗传与性别无关,即男女患病的机会均等。

2. 系谱中可以看到连续传递的现象,即通常连续几代都可以看到患者。

3. 患者的双亲中往往一个为患者,但绝大多数为杂合子,患者同胞或子女中有 1/2 的可能性为患者。

4. 双亲无病时,子女一般不会患病,除非发生新的基因突变。

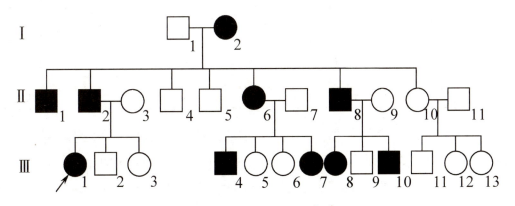

图 6-3 短指 / 趾系谱

（二）不完全显性遗传

不完全显性遗传（incomplete dominant inheritance）是指杂合子患者（Aa）表型介于显性纯合子患者（AA）和隐性正常人（aa）之间，也称半显性遗传。即在杂合子（Aa）中，隐性基因a的作用也有一定程度的表达，对显性基因A的表达有削弱作用。因此，不完全显性遗传病杂合子（Aa）为轻型患者，显性纯合子（AA）为重型患者。

软骨发育不全是一种典型的不完全显性遗传病，纯合子（AA）患者病情严重，在胎儿期或新生儿期死亡，而杂合子（Aa）患者病情较轻，出生时有体态异常：头颅大，四肢短小，下肢向内弯曲，腰椎明显前突，臀部后突，手指齐平等。

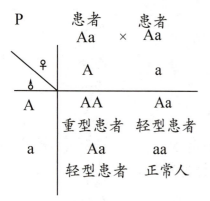

图6-4　软骨发育不全患者婚配图解

一个软骨发育不全患者（Aa）与正常人婚配，其后代有1/2可能性是正常人，1/2可能性是轻型患者。如果两个软骨发育不全患者（Aa）婚配，其后代有1/4可能性是正常人，1/2可能性是轻型患者，1/4可能性是重型患者（图6-4）。

（三）共显性遗传

共显性遗传（codominance inheritance）是指控制同一性状的一对等位基因彼此之间没有显性和隐性的区别，在杂合状态下两种基因的作用都完全表现出来。如人类ABO血型就表现为共显性遗传。

人类ABO血型决定于一组复等位基因（I^A、I^B和i），这三种基因位于9q34。所谓复等位基因，是指一对同源染色体某一特定位点上，在群体中有3种或3种以上的等位基因，但每个个体只具有其中的任何2种基因。I^A编码红细胞表面A抗原，I^B编码红细胞表面B抗原，i只决定H物质的产生而不能形成A抗原和B抗原（表6-1）。基因I^A、I^B对i显性，而I^A和I^B之间是共显性。

表6-1　人类ABO血型的特点

血型	红细胞抗原	血清中的天然抗体	基因型
A	A	β	I^AI^A，I^Ai
B	B	α	I^BI^B，I^Bi
AB	A、B	—	I^AI^B
O	—	α β	ii

因此，基因型I^AI^B个体的表型为AB型血；基因型I^AI^A和I^Ai个体的表型为A型血；基因型I^BI^B和I^Bi个体的表型为B型血；基因型ii个体的表型为O型血。

双亲分别为AB型（I^AI^B）和O型（ii），其子女血型是A型或B型（图6-5）。双亲分别为A型（I^AI^A或I^Ai）和B型（I^BI^B或I^Bi），其子女血型是A型、B型、AB型和O型四种（图6-6）。

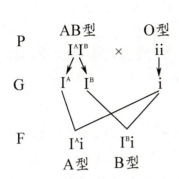

图 6-5　AB 型和 O 型婚配图解

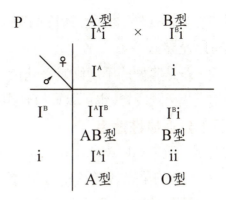

图 6-6　A 型和 B 型婚配图解

 探究与实践

血 型 判 断

如果双亲血型分别为 B 型（I^Bi）和 O 型（ii），你能利用血型婚配关系的图解分析出其子女可能的血型有哪些吗？

依据分离定律，已知双亲的血型，便可推测出子女可能的血型和不可能的血型；已知双亲之一和孩子的血型，就可推测出另一个双亲可能的血型或不可能的血型（表 6-2）。因此，ABO 血型的检测为法医学的亲子鉴定提供了一定的参考依据。

表 6-2　双亲和子女之间血型遗传的关系

双亲的血型	子女可能出现的血型	子女不可能出现的血型
A × A	A, O	B, AB
A × B	A, B, AB, O	—
A × AB	A, B, AB	O
A × O	A, O	B, AB
B × B	B, O	A, AB
B × AB	A, B, AB	O
B × O	B, O	A, AB
AB × AB	A, B, AB	O
AB × O	A, B	AB, O
O × O	O	A, B, AB

（四）不规则显性遗传

不规则显性遗传（irregular dominance inheritance）是指由于受到某种遗传因素或环

境因素的影响,常染色体显性遗传病杂合子(Aa)的显性基因并不发病,或虽然发病但表现程度有所差异。

多指/趾是典型的不规则显性遗传病,患者表现为指/趾数增多,增加的指/趾可以有完整的全指/趾发育,也可以只有软组织增加而形成的赘生物。

(五)延迟显性遗传

延迟显性遗传(delayed dominance inheritance)是指某些常染色体显性遗传病的杂合子(Aa)在生命的早期,因致病基因不表达或者表达后引起的损伤(退行性或积累性)尚不足以引起明显的临床表现,只在发育到一定的年龄阶段才表现出疾病症状。常见的延迟显性遗传病有家族性结肠息肉病、亨廷顿病、脊髓小脑性共济失调I型等。

亨廷顿病是一种延迟显性遗传病,杂合子(Aa)在个体发育的早期无临床症状,20岁时发病率很低,多在30~40岁以后逐渐发病。患者临床特征为进行性不自主的舞蹈样动作,多数以舞蹈动作为首发症状,随病情加重出现智力减退,最终成为痴呆。因为延迟显性遗传病一般都在结婚生育子女以后才逐渐发病,所以从遗传病预防的角度来看,必须加强此类遗传病家庭成员的遗传咨询和婚育优生指导。

二、常染色体隐性遗传

常染色体隐性遗传(autosomal recessive inheritance, AR)是指位于常染色体(1~22号)上的隐性基因控制某种性状或遗传病的遗传方式。由常染色体上隐性致病基因控制的遗传病称为常染色体隐性遗传病。

常见的常染色体隐性遗传病有白化病、先天性耳聋、苯丙酮尿症、高度近视、肝豆状核变性、尿黑酸尿症、镰状细胞贫血、半乳糖血症、毛细血管扩张性共济失调综合征、糖原贮积病I型、同型胱氨酸尿症等。

在常染色体隐性遗传中,假设用a表示隐性致病基因,用A表示其相应的显性正常基因,则基因型aa的个体患病,基因型AA和Aa的个体表型正常。其中,杂合子(Aa)由于显性基因A的存在,导致致病基因a的作用不能表现,因此杂合子不发病。这种表型正常但是带有致病基因的杂合子称为携带者。

白化病是一种较常见的皮肤及其附属器官黑色素缺乏疾病,发病率为1/12 000~1/10 000。若夫妻双方均为携带者(Aa)时,后代将有1/4可能性为患者,其余3/4可能性为表型正常的个体,在这些表型正常的个体中有2/3可能性为致病基因携带者(图6-7)。

如图6-8所示,常染色体隐性遗传病的系谱特点如下:

1. 男女患病机会均等。

2. 隔代遗传。系谱中患者为散发性病例,呈现不连续遗传现象。

3. 患者同胞中约1/4为患者,约3/4正常,表型正常同胞约2/3为携带者。

4. 患者的双亲表型正常,但都为隐性致病基因携带者。

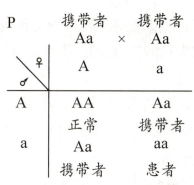

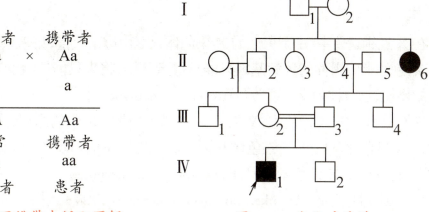

图 6-7　白化病基因携带者婚配图解　　　图 6-8　白化病系谱

5. 近亲婚配发病率高。近亲婚配时子女患病风险远高于非近亲婚配。

由于近亲婚配可继承来自共同祖先的某些相同致病基因,因此近亲婚配的危害除了可使隐性遗传病发病率增加,还可增加某些先天畸形和多基因病的发病率。我国法律规定"直系血亲和三代以内的旁系血亲禁止结婚",就是根据遗传学原理而制定的一项优生措施。

 知识拓展

近亲婚配的苦果

达尔文是 19 世纪伟大的科学家、进化论的奠基人。他与表姐艾玛结婚,婚后生下 6 男 4 女共 10 个孩子,其中 3 个早夭,3 个终身不孕不育,其余的孩子也患有不同程度的精神病。儿女的不幸使达尔文夫妇一生都感到焦虑不安。到了晚年,达尔文在生物进化过程的研究中发现,自花授粉的个体非常容易被大自然淘汰,而异花授粉的个体比自花授粉的个体结出的果实又大又多。这时他才恍然大悟,但为时已晚。

著名遗传学家摩尔根也有一场本来可以避免的婚姻悲剧。他和表妹玛丽相爱,但当时正在研究印第安人婚配习俗的摩尔根已经了解到血缘关系越近越会影响子女健康。因此,他一直不敢和表妹结婚。直到 33 岁,他没能摆脱爱情的吸引,最终与表妹成亲。婚后他们共生育了 3 个孩子,其中 2 个女儿都是痴呆,过早地离开了人世;唯一的儿子也有明显的智力残疾。摩尔根夫妇十分悲痛,之后再也没有生育。

三、X 连锁显性遗传

控制某种遗传性状或疾病的基因位于 X 染色体上,这些基因随 X 染色体的传递而传递,这种遗传方式称为 X 连锁遗传(X-linked inheritance,XL)。根据控制遗传性状或疾病的基因是显性或者隐性,可将 X 连锁遗传分为 X 连锁显性遗传和 X 连锁隐性遗传两种类型。

在 X 连锁遗传中,由于男性的 X 染色体只能由母亲获得,将来只能传给女儿,所以位于 X 染色体上的男性的致病基因只能从母亲获得,将来只能传给女儿,不存在从男性到男性的传递,这被称为交叉遗传(criss-cross inheritance)。

男性只有一条 X 染色体,Y 染色体上缺乏一段与 X 染色体相对应的等位基因,因此男性的 X 染色体基因与 Y 染色体基因之间呈现出不成对现象,与女性 XX 染色体相比较,即只存在一个 X 染色体基因,称为半合子(hemizygote)。

X 连锁显性遗传(X-linked dominant inheritance,XD)是指位于 X 染色体上的显性基因控制某种性状或疾病的遗传方式。由 X 染色体上显性致病基因控制的遗传病称为 X 连锁显性遗传病。常见的 X 连锁显性遗传病有家族性低磷酸血症佝偻病、鸟氨酸氨甲酰转移酶缺乏症、小眼畸形、口面指综合征 I 型、色素失调症等。

在 X 连锁显性遗传中,假设致病基因为 X^A,正常基因为 X^a,则女性基因型有三种:X^AX^A、X^AX^a 和 X^aX^a,男性基因型有两种:X^AY 和 X^aY。其中,X^AX^A、X^AX^a 和 X^AY 个体患病,X^aX^a 和 X^aY 个体正常。因女性细胞有两条 X 染色体,其中任何一条带有致病基因就会发病,因此人群中女性 X 连锁显性遗传病患者远多于男性患者(约为男性患者的 2 倍)。女性杂合子患者因正常等位基因的存在,病情比男性患者轻且常有较大变异。另外,由于人群中致病基因频度很低,故临床上很少看到纯合子女性患者,女性患者的基因型绝大多数为杂合子。

家族性低磷酸血症佝偻病是一种常见的 X 连锁显性遗传病,又称抗维生素 D 佝偻病,患者因肾小管对磷的重吸收障碍,使血磷下降、尿磷增多,肠道对钙、磷的吸收不良而影响骨质钙化,形成佝偻病。患儿多于 1 岁左右下肢开始负重时才表现出症状,最先出现的症状为膝内翻(O 形腿)或外翻(X 形腿),严重者有进行性骨骼发育畸形、多发性骨折,并伴有骨骼疼痛、不能行走、生长发育缓慢等症状。

女性杂合子患者(X^DX^d)与正常男性(X^dY)婚配,则儿子、女儿各有 1/2 发病风险(图 6-9);男性患者(X^DY)与正常女性(X^dX^d)婚配,女儿患病,儿子正常(图 6-10)。

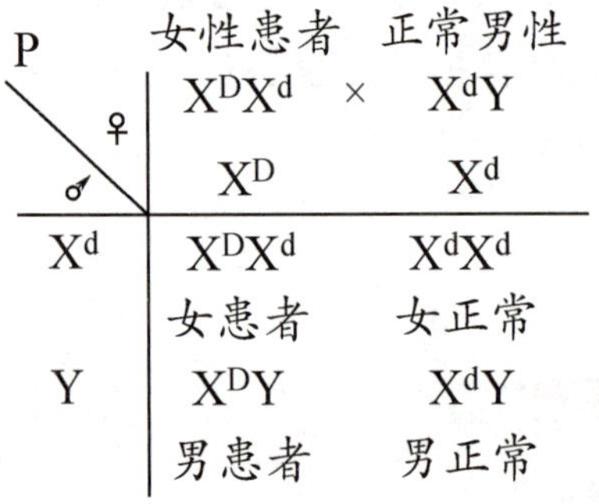

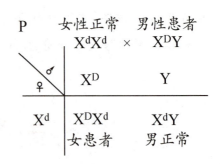

图 6-9　家族性低磷酸血症佝偻病
女性患者与正常男性婚配图解

图 6-10　家族性低磷酸血症佝偻病
男性患者与正常女性婚配图解

X 连锁显性遗传病分析

某种 X 连锁显性遗传病男性患者(X^AY)与女性患者(X^AX^a)婚配后,其子女的发病情况如何?请利用 X 连锁显性遗传婚配图解尝试进行分析。

如图 6-11 所示,X 连锁显性遗传病的系谱特点如下:

1. 女性患者多于男性患者,女性患者病情常较轻。
2. 连续遗传。患者的双亲之一为患者,即每一世代皆有患者。
3. 男性患者的后代,女儿都患病,儿子都正常。
4. 女性患者的后代,儿子、女儿各有 1/2 患病风险。

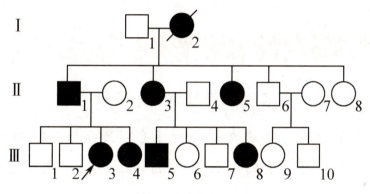

图 6-11　家族性低磷酸血症佝偻病系谱

四、X 连锁隐性遗传

X 连锁隐性遗传(X-linked recessive inheritance,XR)是指位于 X 染色体上的隐性基因控制某种性状或疾病的遗传方式。由 X 染色体上隐性致病基因引起的遗传病称为 X 连锁隐性遗传病。常见的 X 连锁隐性遗传病有红绿色盲、血友病、眼白化病 I 型、慢性肉芽肿病、全垂体功能减退症、鱼鳞病、黏多糖贮积症 II 型等。

在 X 连锁隐性遗传中,假设致病基因为 X^a,正常基因为 X^A,则女性基因型有三种:X^AX^A、X^AX^a 和 X^aX^a,男性基因型有两种:X^AY 和 X^aY。其中,X^aX^a 和 X^aY 个体患病,X^AX^A、X^AX^a 和 X^AY 个体表型正常。X^AX^a 的杂合子表型正常,却是致病基因携带者。同时,由于男性"半合子"的特性,决定了其 X 染色体携带致病基因就发病,因此男性发病率明显高于女性。

红绿色盲是一种常见的 X 连锁隐性遗传病,患者不能正确区分红色和绿色。研究表明,我国男性红绿色盲发病率约为 7%,女性红绿色盲发病率约为 0.5%。若红绿色盲基因女性携带者(X^AX^a)与正常男性(X^AY)婚配,后代中儿子将有1/2可能性患病(图6-12);红绿色盲男性患者(X^aY)与正常女性(X^AX^A)婚配,儿子都正常,女儿都是携带者(图6-13)。

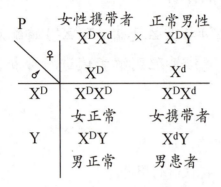

图6-12　红绿色盲基因女性携带者与正常男性婚配图解

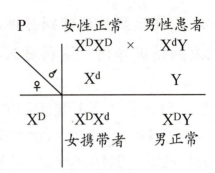

图6-13　红绿色盲男性患者与正常女性婚配图解

 探究与实践

X连锁隐性遗传病分析

某种 X 连锁隐性遗传病的女性携带者(X^AX^a)与男性患者(X^aY)婚配,其子女的发病情况如何?请利用 X 连锁隐性遗传婚配图解尝试进行分析。

如图 6-14 所示,X 连锁隐性遗传病的系谱特点如下:

1. 男性患者多于女性患者。系谱中常见男性患者,患者的同胞兄弟、舅父、外祖父、姨表兄弟、外甥和外孙可能患病。

2. 隔代遗传。系谱中患者为散发性病例,呈现不连续遗传现象。

3. 交叉遗传。女性携带者将致病基因遗传给儿子,再遗传给男性患者的女儿。

4. 女儿若发病,父亲必是患者,母亲是患者或携带者;儿子若发病,母亲必是携带者或患者。双亲无病时,女儿正常,儿子患病,母亲必是携带者。

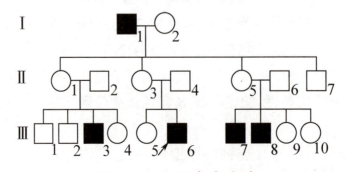

图6-14　红绿色盲系谱

五、Y 连锁遗传

Y 连锁遗传（Y-linked inheritance）是指位于 Y 染色体上的基因控制某种性状或疾病的遗传方式。Y 染色体上主要有睾丸决定基因，只存在于男性。男性"半合子"的特性决定了 Y 染色体上的基因在 X 染色体上没有相应的等位基因，它随着 Y 染色体进行传递，即父传子、子传孙，因此 Y 连锁遗传又称限雄遗传。目前已知的 Y 连锁性状或遗传病较少，常见的有外耳道多毛症、鸭蹼病、箭猪病等。

外耳道多毛症是一种典型的 Y 连锁遗传病，男性至青春期，外耳道中可长出 2～3cm 成簇黑色硬毛，常伸出耳孔之外。系谱中连续三代患者全为男性，所有女性均无此性状。

如图 6-15 所示，Y 连锁遗传病的系谱特点如下：

1. 全男性遗传。父传子，子传孙，呈世代连续性。

2. Y 染色体上基因无显性与隐性之分。

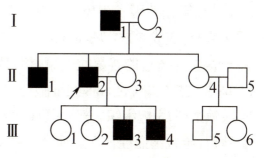

图 6-15　外耳道多毛症系谱

第二节　分子病与遗传性酶病

人类的一切形态特征和生理生化特征都是通过基因控制蛋白质和酶的合成决定的。如果基因表达过程中受到某些诱变因素的影响，DNA 就会发生基因突变，引起其编码的蛋白质或酶发生相应的改变。

基因突变导致蛋白质分子结构或数目异常、引起机体功能障碍的一类疾病称为分子病。由于酶属于蛋白质，因此基因突变也可引起酶的改变，引发遗传性酶病。

从广义而言，遗传性酶病也属于分子病，但两者的发病本质有所差异：遗传性酶病是通过干扰酶促反应而产生的疾病，而分子病是由于蛋白质改变直接引起机体功能障碍的疾病。

一、分　子　病

根据蛋白质的功能和分布不同，分子病可分为血红蛋白病、血浆蛋白病、结构蛋白病、胶原蛋白病、免疫球蛋白病、受体蛋白病和膜转运蛋白病等。其中，血红蛋白病是研究最早、也是认识最为清楚的一类分子病。

（一）血红蛋白病

血红蛋白是红细胞中具有重要生理功能的蛋白质，是血液中红细胞携带、运输氧气和二氧化碳的载体,它由珠蛋白和血红素两部分组成。血红蛋白病(hemoglobinopathy)是由于珠蛋白结构或合成量异常所引起的遗传性血液病。根据发病机制不同,血红蛋白病可分为异常血红蛋白病和珠蛋白生成障碍性贫血。

1. 异常血红蛋白病 该病又称异常血红蛋白综合征,是一类由于珠蛋白基因突变导致珠蛋白结构异常的分子病。目前全世界已发现异常血红蛋白近 1 000 种,其中有近一半异常血红蛋白可造成人体不同程度的功能障碍,导致异常血红蛋白病,常见的有镰状细胞贫血、血红蛋白 M 病、不稳定血红蛋白病、氧亲和力异常的血红蛋白病等。

镰状细胞贫血是异常血红蛋白病的经典例子,也是最早阐明机理的分子病,属于常染色体隐性遗传,因患者的红细胞在缺氧的情况下变成镰状而得名。其发病的主要原因是 β- 珠蛋白基因发生单一碱基突变,正常 β- 珠蛋白基因的第 6 位密码子 GAG 发生碱基置换,变成 GTG,从而导致 mRNA 中相应的密码子 GAG 变成 GUG,致使 β- 珠蛋白链 N 端第 6 位的谷氨酸被缬氨酸替代,导致正常血红蛋白(HbA)变为异常血红蛋白(HbS)。患者体内的 HbS 红细胞在氧分压低时呈镰状,变形能力降低,使血液黏性增加,阻塞微循环,引起组织局部缺氧甚至坏死。同时,镰状红细胞通过狭窄的毛细血管时易发生破裂,导致溶血性贫血。纯合子患者往往出现骨骼、关节或腹部剧烈疼痛,有溶血、黄疸、贫血等症状;杂合子患者一般不表现临床症状,偶尔表现为轻度贫血。

2. 珠蛋白生成障碍性贫血(thalassemia) 该病又称地中海贫血,是由于珠蛋白基因缺失或突变,导致某种珠蛋白肽链合成障碍,出现肽链数量的不平衡,导致溶血性贫血。珠蛋白生成障碍性贫血分为 α- 珠蛋白生成障碍性贫血和 β- 珠蛋白生成障碍性贫血两大类型。临床上根据患者溶血性贫血的严重程度,将 β- 珠蛋白生成障碍性贫血分为重型、中间型和轻型。

(二)血浆蛋白病

血浆蛋白是存在于血液中的多种功能蛋白的总称。血浆蛋白在体内起着凝血、止血、免疫防御和物质运输等重要作用。由于人类血浆蛋白发生基因突变而导致的疾病称为血浆蛋白病(plasma protein disease)。血友病是较为常见的血浆蛋白病,是一类由于凝血因子缺乏导致遗传性凝血功能障碍的出血性疾病,分为 A、B、C 三型,其中血友病 A 较为常见。

血友病 A 又称甲型血友病或抗血友病球蛋白缺乏症,是一种由于凝血因子Ⅷ缺乏所致的 X 连锁隐性遗传病。本病以凝血障碍为特征,表现为反复自发性或轻微创伤后出血不止,出血部位广泛,体表和体内任何部位均可出血,关节出血可导致关节变形,颅内出血可导致死亡。

二、遗传性酶病

遗传性酶病是指由于基因突变而造成的酶蛋白分子结构或数量的异常引起的疾病。

这类疾病大多为常染色体隐性遗传,也有少数为 X 连锁隐性遗传。根据酶缺陷的影响不同,遗传性酶病分为糖代谢缺陷、氨基酸代谢缺陷、脂类代谢缺陷、核酸代谢缺陷等。

（一）发病机制

人体正常代谢是由许多代谢反应交织成网而形成的平衡体系,每步反应都需要酶参与调节。如果基因发生突变,导致酶活性降低或缺乏,就会影响相应的生化反应,导致一系列连锁反应的异常,造成代谢紊乱,最终致病,具体可表现在以下方面。①代谢终产物缺乏:由于代谢中间的一个酶缺乏,致使终产物合成不足或完全不能产生,从而引起疾病,如白化病。②底物蓄积:代谢阻滞后,导致生化反应的反应物在细胞内蓄积,引起细胞、器官肿大,毒性反应和代谢紊乱,如糖原贮积症、葡萄糖 -6- 磷酸脱氢酶缺乏症。③旁路代谢产物增多:当酶缺乏导致代谢途径阻断时,过量的底物可通过旁路代谢引起副产物的堆积,如果旁路产物有毒,则引起疾病,如苯丙酮尿症。

（二）常见疾病

1. 苯丙酮尿症　苯丙酮尿症是一种常见的遗传性酶病,也是研究最为深入的一种氨基酸代谢异常引起的疾病,属于常染色体隐性遗传。该病 1934 年首次被发现,因发现患者尿中含有苯丙酮酸而命名为苯丙酮尿症。

苯丙酮尿症是由于苯丙氨酸羟化酶基因缺陷,导致肝内苯丙氨酸羟化酶缺乏,苯丙氨酸不能转变为酪氨酸,使血中苯丙氨酸大量增加。过量的苯丙氨酸经旁路代谢产生大量的苯丙酮酸、苯乙酸、苯乳酸,进而对婴儿迅速发育的神经系统造成不可逆转的损害,引起智力低下,旁路产物随尿和汗液排出,使身体呈霉臭味,尿液呈鼠尿样气味。由于酪氨酸量的减少和苯丙氨酸对酪氨酸酶的抑制作用,导致黑色素合成减少,患者毛发淡黄,皮肤白,虹膜呈黄色。

由于苯丙酮尿症患儿在出生时无任何症状,一旦出现症状则说明大脑已受损,使患者失去了最佳治疗时机。因此,本病应以预防为主,做到早诊断、早治疗。目前我国已经开展了对全部新生儿进行苯丙酮尿症的筛查工作,以便及时发现患儿。若能在患儿出生后3 周内做出明确诊断,立即断乳,并使用低苯丙氨酸饮食治疗,可使患儿智力水平接近正常。饮食疗法至少应维持到 6 岁,甚至终生维持。

2. 白化病　白化病是一种常见的先天性皮肤及其附属器官黑色素缺乏引起的疾病,属于常染色体隐性遗传。白化病是由于酪氨酸酶基因缺陷,使酪氨酸酶缺乏,不能形成黑色素而出现白化症状。患者皮肤白色或淡红色,毛发很白或为淡黄色,虹膜和瞳孔浅红色,并且畏光,部分患者有屈光不正、眼球震颤、视敏度下降等。患者皮肤不耐日晒,甚至可因日晒而出现灼伤,暴露的皮肤可发生恶性黑色素瘤。本病主要的防治方法是避光防晒,以防止皮肤角化和癌变。

3. 尿黑酸尿症　尿黑酸尿症是一种由于尿黑酸氧化酶缺乏而引起的遗传性酶病,属于常染色体隐性遗传。患者的隐性致病基因因纯合而导致尿黑酸氧化酶缺乏,使尿黑酸积聚在血液中,部分随尿液排出后被氧化,使尿液呈黑色。患儿出生时一般无症状,但尿液会变黑,20 岁以后在巩膜、耳部、鼻、双颊出现弥漫性色素沉积,呈灰黑色或褐色。由于尿黑酸多聚物长期沉积于组织中,尤其是软骨和关节内,形成变性关节炎。本病主要的防治方法是限制苯丙氨酸和酪氨酸的摄入,可口服维生素 C。

4. 半乳糖血症　半乳糖血症是一种由于半乳糖 –1– 磷酸尿苷转移酶缺乏引起的遗传性酶病,属于常染色体隐性遗传,可分为经典型、Ⅱ型和Ⅲ型三种类型。

经典型半乳糖血症是由于半乳糖 –1– 磷酸尿苷转移酶基因缺陷使该酶缺乏,导致半乳糖、半乳糖 –1– 磷酸在体内积累。在肝中积累可引起肝功能损害,甚至肝硬化;在脑中积累可引起智力障碍。另外,半乳糖在醛糖还原酶的作用下转变为半乳糖醇,致使晶状体渗透压改变,水分进入,影响晶状体代谢而致白内障。患儿出生时正常,哺乳后几天内出现症状,主要表现为对乳糖不耐受,出现呕吐、拒食、倦怠、腹泻和失重,1 周后出现黄疸、肝硬化、腹水,继而出现白内障。如果不控制乳类摄入,几个月后患儿可出现智力明显低下,最终因肝功能衰竭或感染而死亡。如能在出生时做出诊断,确诊后立即停喂乳类,改用谷类、豆浆、蛋、肉、水果等非乳糖食物进行喂养,则可避免肝、脑等组织损伤而正常生长。

第三节　多基因遗传与多基因遗传病

一些常见的人类先天畸形和疾病,如高血压、糖尿病、冠心病等,常表现有家族聚集现象,但系谱分析又不符合单基因遗传方式。研究表明,这些疾病的发生不是由一对等位基因决定的,而是由多对等位基因共同决定的,这类疾病称为多基因遗传病。同时,由于此类疾病的形成还受到环境因素的影响,故又称多因子病。

一、质量性状和数量性状

人类的性状遗传根据参与控制性状的基因数量可以分为质量性状和数量性状。

1. 质量性状(qualitative character)　单基因遗传性状只受一对等位基因的控制,相对性状之间差别显著,常表现为有或无的变异,中间没有过渡类型,即性状的变异在一个群体中的分布是不连续的,这样的性状称为质量性状,又称单基因性状。人类的双眼皮和单眼皮、短指 / 趾、白化病等都属于质量性状。变异群体明显区分为 2~3 个群体,完全显性遗传表现为两个峰,不完全显性遗传表现为三个峰(图 6-16)。

2. 数量性状(quantitative character)　多基因遗传性状受两对或两对以上基因的控制,不同个体间没有质的差异,只有量的不同,其变异在群体中的分布是连续的,这样的性状称为数量性状,又称多基因性状。人类的身高、肤色、血压、体重、智力等都属于数量性状。以成人身高为例,极高的成人(>190cm)和极矮的成人(<140cm)只占少数,大部分成人的身高为中间类型。成人的身高从低到高的变异是连续的,将其绘制成曲线,可见呈正态分布(图 6-17)。

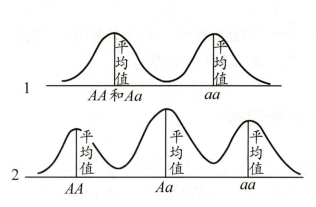

图 6-16　质量性状变异的分布图
1. 完全显性；2. 不完全显性。

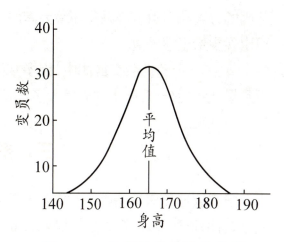

图 6-17　数量性状变异分布图

 知识拓展

多基因假说

1909 年,瑞典遗传学家埃尔(Ehle)通过小麦种皮杂交实验,提出多基因假说解释数量性状的遗传机制。多基因假说主要内容如下:

1. 数量性状的遗传基础非一对等位基因,而有两对或两对以上等位基因。
2. 每对等位基因之间是呈共显性的,没有显隐性之分。
3. 每对等位基因都是微效基因,微效基因的作用可以累加,产生明显的表型效应。
4. 每对基因的遗传都遵循孟德尔定律。
5. 数量性状的形成除受多基因控制外,还受环境因素的影响,两者共同作用决定一种性状的形成和表达。

二、多基因遗传的特点

在多基因遗传(多对基因与环境因素共同作用)现象中,性状遗传现象虽不完全遵循孟德尔定律,但是其中的每一对等位基因的遗传仍然遵循孟德尔定律。在多基因遗传中,如决定某一数量性状的基因对数越多,极端类型所占比例越少,中间类型越多,再加上环境因素影响,子代变异类型的范围将更为广泛。多基因遗传特点如下:

1. 当两个极端类型(纯种)的个体杂交后,子一代都表现为中间类型。由于环境因素的影响,子一代群体会出现一定的变异范围。
2. 当两个中间类型(子一代)的个体杂交后,子二代大部分是中间类型。由于多对基因的分离和自由组合以及环境因素的影响,子二代的变异范围比子一代更加广泛,有时可出现少量极端类型。

3. 在一个随机杂交群体中,因多基因和环境因素共同作用,子代变异范围将更加广泛且呈连续性分布,产生的后代大多数是中间类型,极少数是极端类型。

三、多基因遗传病

多基因遗传病是指由多对等位基因控制的性状或疾病,其基本遗传规律遵循孟德尔遗传定律,同时受环境因素的影响,简称多基因病。相比单基因遗传病,多基因遗传病种类较少,约100余种,但群体发病率较高,病情也较复杂。常见的多基因遗传病有原发性高血压、哮喘、糖尿病、精神分裂症、消化性溃疡、唇裂、腭裂、先天性心脏病等。

(一)易患性和发病阈值

1. 易患性　多基因遗传病的发生受遗传因素和环境因素双重影响,其中由遗传因素决定的个体患病风险称为易感性(susceptibility),而由遗传因素和环境因素共同作用决定的患病风险称为易患性(liability)。易患性低,患病可能性小;反之,患病可能性大。

2. 发病阈值　当个体的易患性达到或超过一定限度时就会患病,那么使个体患病的易患性的最低限度称为发病阈值。实际上,在一定的环境条件下,阈值代表了发病所必需的、最低的致病基因的数量。因此,发病阈值代表发病所必需的、最低限度的致病基因的数量。

(二)遗传率

在多基因遗传病中,易患性的高低受遗传因素和环境因素的双重影响,其中遗传因素所起作用大小称为遗传率(heritability),也称遗传度,一般用百分率(%)表示。

如果某种多基因遗传病完全由遗传因素决定,其遗传率就是100%,这种情况几乎是不存在的。在多基因遗传病中,遗传率高达70%~80%,表明遗传因素在决定易患性变异或发病中具重要作用,环境因素影响较小,如唇裂伴腭裂、先天性髋关节脱位、先天性肥大性幽门狭窄、先天性巨结肠、精神分裂症、1型糖尿病、支气管哮喘等;遗传率为30%~40%或更低,表明环境因素在决定易患性变异或发病中具有重要作用,遗传因素作用不显著,如先天性心脏病、消化性溃疡等。人类常见多基因遗传病、先天畸形发病率和遗传率见表6-3。

表6-3　常见多基因病的遗传率

疾病	群体发病率/%	一级亲属发病率/%	遗传率/%
唇裂伴腭裂	0.17	4	76
腭裂	0.04	2	76
先天性髋关节脱位	0.1~0.2	4	70
先天性畸形足	0.1	3	68

疾病	群体发病率 /%	一级亲属发病率 /%	遗传率 /%
脊柱裂	0.3	4	60
无脑儿	0.5	4	60
先天性心脏病（各型）	0.5	2.8	35
精神分裂症	0.5～1.0	10～15	80
1 型糖尿病	0.2	2～5	75
原发性高血压	4～8	15～30	62
冠心病	2.5	7	65
支气管哮喘	1～2	12	80
消化性溃疡	4	8	37

 知识拓展

精神分裂症

精神分裂症是一种多基因遗传病,遗传率为 80%,遗传因素在该病发生中起较大作用,环境因素相对较小。研究显示,若双亲之一为患者,其子女发病风险为 15%～50%;若双亲均为患者,则子女发病风险为 35%～75%。该病多在青壮年缓慢或亚急性起病,临床上通常表现为症状各异的综合征,涉及感知觉、思维、情感和行为等多方面障碍,以及精神活动的不协调。患者一般意识清楚,智力基本正常;但部分患者会出现认知功能的损害,病程一般迁延,呈反复发作、加重或恶化,部分患者最终出现精神残疾。

（三）多基因遗传病的特征

多基因遗传病与单基因遗传病相比有明显不同的遗传特点,主要表现在以下几个方面:

1. 发病具有明显的家族聚集倾向,患者一级亲属发病率一般为 1%～10%。

2. 随着亲属级别降低,患者亲属发病风险明显降低。如唇裂伴腭裂在群体中的发病率为 0.17%,患者一级亲属发病率为 4%,二级亲属（叔伯、舅、姨）发病率约 0.7%,三级亲属（堂兄弟姐妹、姑姨表兄弟姐妹等）发病率仅为 0.3%。随着亲属级别的降低,发病率逐渐接近群体发病率。

3. 近亲婚配时,子女发病风险会增高,但没有常染色体显性遗传显著。

4. 发病率具有明显的种族（民族）差异性，这是因为不同种族或民族基因库组成不同。

5. 单卵双生患病一致率高于双卵双生。

（四）多基因遗传病发病风险的估计

多基因遗传病的发生受到遗传因素和环境因素的双重影响，发病机制比较复杂，在估计多基因遗传病再发风险时需考虑以下方面：

1. 再发风险与遗传率和群体发病率的关系　对于遗传率在70%~80%且群体发病率在0.1%~1%的多基因遗传病，患者一级亲属的再发风险可用公式（$f=\sqrt{P}$）计算，即患者一级亲属的发病率（f）大约近似于一般群体发病率（P）的平方根。例如，精神分裂症的遗传率为80%，一般群体发病率为1%，则患者一级亲属的发病率约为10%。

还可用群体发病率、遗传率和患者一级亲属发病率相互关系图解来推算。图6-18中，横坐标为群体发病率，纵坐标为患者一级亲属发病率，斜率为遗传率。应用时，根据群体发病率和遗传率，可从图解中查出患者一级亲属发病率。例如，消化性溃疡群体发病率为4%，遗传率为37%，从图6-18查知患者一级亲属发病率为8%。

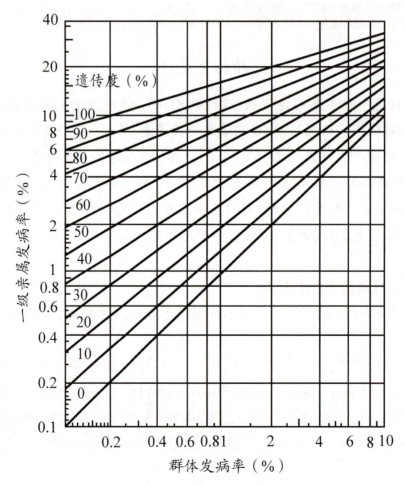

图6-18　多基因遗传病群体发病率、遗传率和患者一级亲属发病率相互关系

2. 再发风险与亲属中患者人数的关系　亲属中患同一种多基因遗传病的人数越多，后代再发风险也就越高。例如，一对夫妇已生育一例唇裂伴腭裂患儿，再生唇裂伴腭裂患儿的概率是 4%；如已生两例唇裂伴腭裂患儿，则再生唇裂伴腭裂患儿的概率增至 10%。因为生育的患儿越多，表明这对夫妇携带的致病基因的数量就越多，其易患性就更接近发病阈值，传给后代的致病基因越多，子女发病风险就越高。

3. 再发风险与患者病情的严重程度有关　病情越严重的患者，其同胞和后代的发病风险就越高。这是因为病情严重的患者父母带有的致病基因数量多，其易患性更接近发病阈值，再生育子女时（即患者的同胞）发病风险就高。如果患者将来结婚生育，传给后代的致病基因的数量也多，后代的发病风险也高。

4. 再发风险与性别的关系　某种多基因遗传病的群体发病率如在不同性别中存在差异，那么发病率低的性别的患者一级亲属的发病风险高。如先天性肥大性幽门狭窄男性群体发病率为 0.5%，女性群体发病率为 0.1%，男性发病率是女性的 5 倍，即男性发病阈值比女性低。若是男性患者，其儿子发病风险为 5.5%，女儿发病风险为 1.4%；若是女性患者，其儿子发病风险为 20%，女儿发病风险为 7%。这是因为女性发病率低，女性患此病时说明她带有更多的致病基因，后代发病风险就更高。

第四节　人类染色体与染色体病

染色体是遗传物质的载体，具有储存和表达遗传信息的功能。1959 年首次发现 21-三体综合征患者多了一条 21 号染色体后，染色体病种类不断增多，至今已发现约 10 000 种染色体异常，已知其中 100 多种染色体异常引发的疾病。

一、人类染色体的核型

（一）染色体核型

核型（karyotype）是指将一个体细胞中的全部染色体按大小、形态特征顺序排列所构成的图形。对这种图形进行染色体数目、形态特征的分析，确定是否与正常核型完全一致，称为核型分析（karyotype analysis）。

（二）人类染色体的分组

1960 年丹佛会议确定了人类染色体的国际标准命名体制。人类正常体细胞中含有 46 条染色体，分为 23 对。其中 1～22 对染色体为男女所共有，称为常染色体；X 和 Y 染色体称为性染色体，女性为 XX，男性为 XY。各对染色体按大小和着丝粒位置不同分为七组，分别用大写字母 A～G 表示，X 染色体归入 C 组，Y 染色体归入 G 组。分组及各组染色体形态特征见表 6-4。

正常女性核型与男性相比，女性在 C 组有两条 X 染色体，无 Y 染色体（图 6-19）。

表6-4　人类核型分组与各组染色体形态特征（非显带标本）

组号	染色体号	大小	着丝粒位置	次缢痕	随体	可鉴别程度
A	1~3	最大	中央（1、3号）亚中（2号）	1号常见		可鉴别
B	4~5	次大	亚中			难鉴别
C	6~12、X	中等	亚中	9号常见		难鉴别
D	13~15	中等	近端		有	难鉴别
E	16~18	小	中央（16号）亚中（17、18号）	16号常见		16号可鉴别，17、18难鉴别
F	19~20	次小	中央			难鉴别
G	21~22、Y	最小	近端		21、22号有，Y无	难鉴别

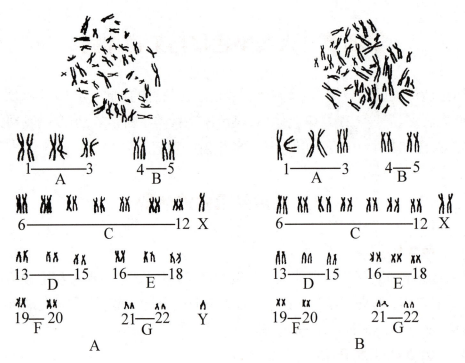

图6-19　正常人类非显带染色体核型
A. 正常男性核型；B. 正常女性核型。

（三）核型描述

根据国际体制规定，在描述正常人类非显带染色体核型时，首先是染色体总数（包括性染色体），然后是一个逗号，最后是性染色体的组成。如46,XX表示正常女性核型，46,XY表示正常男性核型。

如果染色体异常,核型的描述方式是:染色体总数,性染色体,染色体畸变情况。如47,XXY 表示男性多了一条 X 染色体。

(四)人类显带染色体及显带技术

染色体显带技术是指应用特殊染料处理染色体后,在显微镜下可观察到染色体沿长轴显示出一条条宽窄和深浅不同的横纹。带型是指经染色后的人类 24 种染色体各自所显示的特异性带纹。染色体显带技术可识别和准确定位染色体的微细结构异常,在临床细胞遗传学检查、分子细胞遗传学检查、肿瘤染色体研究和基因定位等方面具有广泛的应用价值。

根据对染色标本的不同处理方法,国际通用的显带技术有 5 种,分别是 G 显带、Q 显带、C 显带、T 显带和 N 显带。其中,G 显带是将染色体标本用碱、胰蛋白酶或其他盐溶液处理后,再用吉姆萨染色,在普通显微镜下可见深浅相间的带纹,称 G 带。G 显带方法简便,带纹清晰,染色体标本可长期保存,被广泛用于染色体病的诊断和研究。

1971 年,巴黎第四届国际人类遗传学会议为便于染色体显带技术的国际交流,建立了一个统一的识别标准,制定了一幅正常人体细胞显带染色体模式图(图 6-20),规定了详细的命名规则,即每条染色体以数字编号(1~22 号),确定每号染色体的两臂末端、着丝粒和某些带作为界标。将染色体的长短臂划分为若干区。每区都含有一定数量、大小、排序、染色深浅各不相同的带。因此,每条染色体都由一系列染色深浅不同的带构成。

描述某一特定带时,需写明 4 项内容:①染色体序号;②臂的符号;③区的序号;④带的序号。如 1p31 表示:1 号染色体,短臂,3 区,1 带。

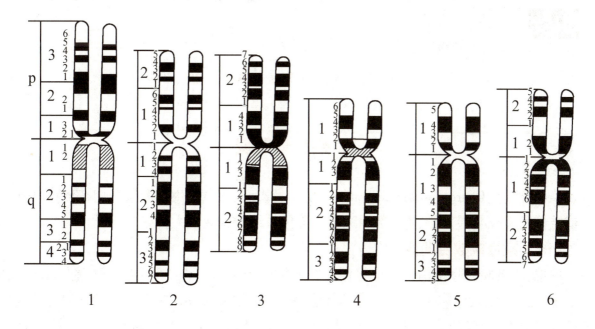

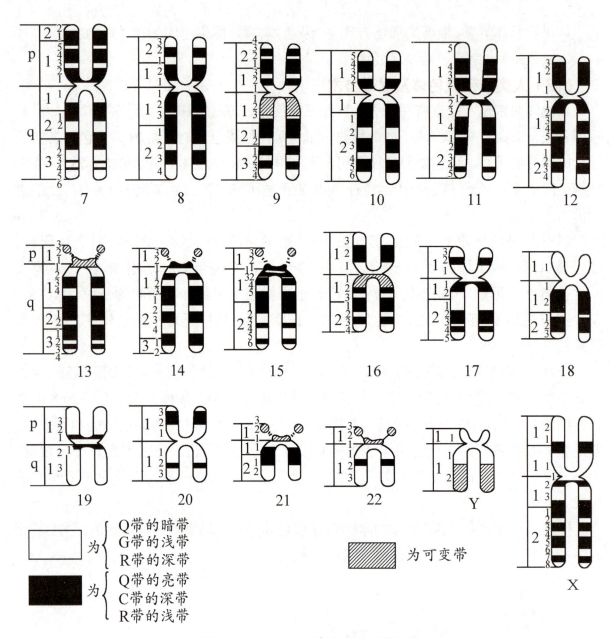

图 6-20　人类显带染色体模式图

二、染色体畸变

染色体畸变（chromosome aberration）是指受物理、化学和生物因素影响,染色体的数目或结构发生改变,包括染色体数目畸变和染色体结构畸变两大类。

（一）染色体数目畸变

单倍体（haploid）是指含一个染色体组的细胞或个体。人类正常生殖细胞（精子或卵子）中含 23 条染色体,组成一个染色体组,称为单倍体（n）;人类正常体细胞中含 46 条染色体,组成 2 个染色体组,称为二倍体（$2n$）。以二倍体为标准,体细胞中染色体数目增多或减少称为染色体数目畸变,包括整倍性改变、非整倍性改变和嵌合体。

1. 整倍性改变　体细胞内染色体数目以染色体组为单位增加或减少称为整倍性改变。在二倍体的基础上增加一个染色体组,染色体数为 $3n$,称为三倍体($3n=69$);在二倍体的基础上增加 2 个染色体组,染色体数为 $4n$,即为四倍体($4n=92$)。三倍体及三倍体以上又统称为多倍体。多倍体在人类中可以导致胚胎死亡,因此在流产儿中多见,且以三倍体最为常见。

人类发生三倍体等整倍性改变的机制主要有双雄受精、双雌受精、核内复制等。一个正常的卵子与两个正常的精子同时发生受精称为双雄受精。双雌受精是指一个二倍体的异常卵子与一个正常精子发生受精后产生一个三倍体。若在一次细胞分裂中,DNA 复制 2 次,细胞只分裂 1 次,形成的两个子细胞都是四倍体,称为核内复制,这是肿瘤细胞常见的染色体异常特征之一。核内有丝分裂是指细胞在有丝分裂过程中,染色体正常复制一次,但进入中期核膜不消失,细胞不分裂,结果就形成了四倍体细胞。

2. 非整倍性改变　非整倍性改变是指体细胞中减少或增加一条或数条染色体的现象,为临床上最常见的染色体畸变类型。

(1)亚二倍体:当体细胞中染色体数目减少一条或数条时,称为亚二倍体。某号染色体减少一条,就形成此号染色体单体型。如 X 单体(45,X)为性腺发育不全患者。常染色体单体型一般难以存活。

(2)超二倍体:当体细胞中染色体数目增加一条或数条时,称为超二倍体。某号染色体增加了一条,就形成此号染色体三体型,是最常见的一种染色体数目畸变类型。如21-三体型:47,XX(XY),+21。某号染色体增加一条以上称为多体型,多体型常见于性染色体中,如48,XXXX。

非整倍性改变主要原因是细胞分裂时染色体不分离或染色体丢失。如在减数分裂过程中,在减数分裂Ⅰ后期发生同源染色体不分离,或在减数分裂Ⅱ后期发生姐妹染色单体不分离(图6-21),都会产生($n+1$)和($n-1$)两种类型的配子,当此种类型配子与正常配子受精后,就会形成三体型和单体型个体。

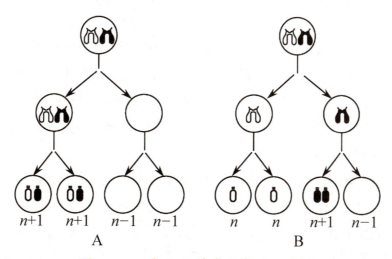

图 6-21　减数分裂中染色体不分离

A. 同源染色体不分离;B. 姐妹染色单体不分离。

3. 嵌合体（mosaic） 嵌合体是指一个个体同时存在两种或两种以上核型的细胞系。如 46,XY/47,XXY 和 46,XY/47,XX（XY），+21 都属于嵌合体。嵌合体形成的机制主要是受精卵早期卵裂阶段有丝分裂过程中染色体不分离。卵裂时染色体丢失也会形成嵌合体。嵌合体患者临床症状相对较轻或不典型，与异常细胞所占的比例有关。

 知识拓展

染色体数目畸变的描述方法

正常人类体细胞核型可描述为 46,XY（男性）和 46,XX（女性）。以此为基础，非整倍体核型的描述方法为：染色体总数（含性染色体数），逗号，性染色体组成，+（-）异常染色体序号。例如，21- 三体型可描述为：47,XX（XY），+21；22- 单体型可描述为：45,XX（XY），-22；若少了一条 X 染色体，可描述为 45,X 或 45,XO。此外，嵌合体核型的描述方法是将两种核型都写出来，中间用"/"隔开，如 46,XX/47,XX,+21。

（二）染色体结构畸变

染色体在电离辐射、化学物质等外界因素作用下可发生断裂，如断裂后在重接过程中发生错误，则会导致染色体结构畸变。因此，断裂和变位重接是产生染色体结构畸变的重要基础。常见的染色体结构畸变有缺失、倒位、易位、重复等类型。

1. 缺失（deletion,del） 缺失是指染色体片段的丢失，可分为中间缺失和末端缺失两种类型。末端缺失是指染色体臂的末端断裂，使该染色体缺少远端片段的现象。中间缺失是指在染色体臂发生两处断裂，中间片段丢失，其余的片段彼此连接。

2. 重复（duplication,dup） 重复是指一条染色体上某一片段出现两份或两份以上的现象。如果重复片段的方向与原片段方向一致，称为正位重复；若相反，则称为倒位重复。

3. 倒位（inversion,inv） 倒位是指某一染色体同时发生两处断裂，中间片段旋转180°后重接，造成染色体上基因顺序颠倒重排。根据倒位片段是否涉及染色体着丝粒区域，可分为臂内倒位和臂间倒位。臂内倒位是指一条染色体的长臂或短臂内发生两处断裂，中间片段倒位重排。臂间倒位是指一条染色体长臂和短臂各发生一处断裂，断片以着丝粒为中心倒位重排。

4. 易位（translocation,t） 易位是指染色体断裂后形成断片连接到另一条染色体上的现象，主要类型有相互易位和罗伯逊易位。相互易位是指两条染色体同时发生断裂后，相互交换断片后重接。相互易位仅有位置改变，没有可见染色体片段增减，通常没有明显遗传效应，称为平衡易位。带有易位染色体、表型正常的个体称为平衡易位携带者。罗伯逊易位是指两条近端着丝粒染色体均在着丝粒处断裂，形成两条衍生染色体，一条由两者的长臂构成,另一条由两者的短臂构成,后者因缺乏着丝粒或因几乎全由异染色质组成,故常丢失。罗伯逊易位又称着丝粒融合(图6-22)。

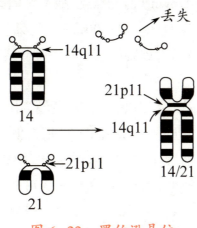

图6-22 罗伯逊易位

 知识拓展

染色体结构畸变的描述方法

染色体结构畸变的描述方法有两种。

1. 简式 用简式表示时,需依次写明:①染色体总数;②性染色体组成;③畸变类型的符号;④在括号内写明受累染色体的序号;⑤在接着的另一括号中写明受累染色体断裂点的区带号。例如,1号染色体长臂的2区1带发生缺失的女性核型可表示为:46,XX,del(1)(q21)。

2. 详式 用详式表示时,简式的①、②、③、④项内容都相同,不同的是在最后括号内不仅要描述断裂点,还需要描述重排染色体带的组成。如上例详式应为:46,XX,del(1)(pter → q21:)。

三、染色体病

染色体病是由于染色体数目或结构畸变所引起的遗传疾病。由于染色体异常涉及许多基因,患者均具有严重或明显的临床症状,常表现为多种畸形的综合征,故又称染色体综合征。到目前为止,染色体病一般分为常染色体病和性染色体病两大类。

(一)常染色体病

常染色体病是指1~22号染色体发生数目或结构异常引起的疾病。常染色体病占染色体病总数的 2/3。常染色体病一般具有生长发育迟缓、智力低下及多发畸形等特点。

1. 21-三体综合征　21-三体综合征是人类最早确认也是最常见的一种染色体病。本病于 1886 年由英国医生唐（Down）首先描述，故又称唐氏综合征（Down syndrome）。

【发病率】新生儿发病率为 1/800～1/600，占小儿染色体病 70%～80%，男性患儿多于女性。母亲年龄是影响发病率的重要因素，尤其当母亲年龄大于 35 岁时发病率明显增高。

【临床表现】精神发育迟滞或智力低下是本病最突出、最严重的表现。患儿出生时

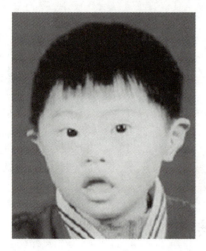

图 6-23　21-三体综合征
患者外观

体重和身长偏低，肌张力低下；颅面部畸形，头小，枕骨扁平，外眼角上斜，眼裂小，眼距宽，耳位低，鼻根低平，舌大、外伸，常流涎（图 6-23）；50% 患者伴有先天性心脏病，房间隔缺损和房室隔缺损较常见；手短而宽，第五指只有一个指节，50% 患者具有通贯线，atd 角较大；男性常患隐睾，不育；女性常患原发性闭经，偶有生育能力，有可能生出同病患儿。

【核型】核型可分为三型，各型比例如下：

（1）三体型：患者核型 47，XX（XY），+21。约 90% 患者属此型。患者体细胞中均多一条 21 号染色体。发病原因多数是母亲卵子形成时 21 号染色体不分离所致，此种不分离发生率随母亲年龄增大而增高。

（2）嵌合型：患者核型 46，XX（XY）/47，XX（XY），+21。此核型占 2%。嵌合型是卵裂早期 21 号染色体不分离所致。依据异常细胞系所占比例和它们在体内分布差异，临床症状有重有轻。若三体型细胞比例小于 9%，其表型可能与正常人无异。

（3）易位型：常见核型 46，XX（XY），-14，+t（14；21）（q11；q11）。患者体细胞内少一条 14 号染色体，多一条 14 号与 21 号易位后形成的罗伯逊易位染色体。这类核型占 8%。

2. 18-三体综合征　本病于 1960 年由爱德华兹（Edward）首先报道，故又称爱德华兹综合征。

【发病率】新生儿发病率为 1/8 000～1/3 500，发病率与母亲年龄增高有关。

【临床表现】患儿出生时体重低，发育如早产儿，吸吮差，反应弱；头面部和手足有严重畸形，头长，枕部突出，眼距宽，小眼球，内眦赘皮，角膜混浊，鼻梁细长，嘴小，耳畸形伴低位；肌张力亢进；手呈特殊握拳状，拇指横盖于其他指上，其他手指互相叠盖，指甲发育不全，手指弓形纹过多，约 1/3 患者有通贯线；下肢最突出的特征为"摇椅底足"，蹋趾短，向背侧屈起；95% 患先天性心脏病。患儿多在出生后 2～3 个月内死亡，平均寿命约70 天。

【核型】患者 80% 为三体型，核型 47，XX（XY），+18，10% 为易位型，10% 为嵌合型。

3. 13-三体综合征　本病于 1960 年由帕托（Patau）首先描述,故又称帕托综合征。

【发病率】新生儿发病率为 1/25 000,女性明显多于男性,发病率与母亲年龄增高有关。畸形程度严重,大多数胚胎期自发流产。45% 出生患儿 1 个月内死亡,90% 出生患儿 6 个月内死亡,5% 出生患儿可活至 3 岁,平均寿命 130 天。

【临床表现】患儿中枢神经系统发育严重缺陷,小头畸形,无嗅脑,前脑皮质缺如,严重智力低下;小眼球或无眼球;小颌,多数有唇裂伴腭裂;耳位低下,常有耳聋;多指/趾,手指相叠盖,足跟向后突出,足掌中凸,形成"摇椅底足";男性常有阴囊畸形和隐睾,女性则有阴蒂肥大、双阴道、双角子宫等;88% 患儿有先天性心脏病。

【核型】80% 患者核型 47,XX（XY）,+13,其余为嵌合型或易位型。

4. 5p 部分单体综合征　因患儿哭声似猫叫,故又称猫叫综合征。此病是最常见的染色体缺失综合征。

【发病率】新生儿发病率为 1/50 000,女性多于男性。

【临床表现】患儿因喉肌发育不良致婴幼儿期哭声尖弱似猫叫,声波异常,音质单调,随年龄增长而消失;出生时体重较轻,满月脸,耳位低,并指/趾;眼距宽,外眼角下斜,内眦赘皮,腭弓高,下颌小;智力低下,生长发育迟缓,小头,并患有先天性心脏病。大部分患儿可生存至儿童期,少数可生存至成年,常有语言障碍。

【核型】患者核型 46,XX（XY）,5p-。患者 5 号染色体短臂 5p14 或 5p15 缺失是引发该病的关键因素。

（二）性染色体病

性染色体病是指性染色体发生数目异常或结构畸变引起的疾病。性染色体虽然只有一对,但性染色体病约占染色体病总数的 1/3。此类疾病大多具有性发育不全、两性畸形、生育力下降等临床症状,也有少数患者仅表现为原发性闭经或智力低下等。常见的性染色体病包括 XXY 综合征、性腺发育不全、超 Y 综合征、超 X 综合征、脆性 X 染色体综合征等。

1. XXY 综合征　本病于 1942 年由克兰费尔特（Klinefelter）首先报道,故又称克兰费尔特综合征。患者细胞比正常男性多一条 X 染色体。

【发病率】发病率占男性 1/1 000～1/500,占不育男性的 1/10。

【临床表现】患者表型男性,儿童期一般正常,青春期开始出现症状。患者体型高大,睾丸发育障碍,睾丸小或隐睾,生精小管萎缩,呈玻璃样变性,无精子生成,故不育;患者体征有女性化倾向,如无胡须,无喉结,体毛稀少,阴毛女性化分布,皮下脂肪丰富,皮肤细嫩,25% 患者有乳房发育;部分患者（约 1/4）智力低下,一些患者还有精神异常及患精神分裂症的倾向。

【核型】绝大多数患者核型 47,XXY（图 6-24）。10%～15% 患者为嵌合体,常见 46,XY/47,XXY 或 46,XY/48,XXXY。父方或母方原始生殖细胞在减数分裂时性染色体不分离是主要原因,其中 60% 是母亲的性染色体不分离。

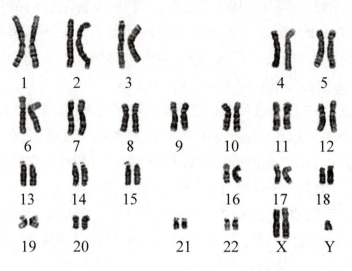

图 6-24　XXY 综合征患者核型

2. 性腺发育不全　本病于 1938 年由特纳（Turner）首先报道,故又称特纳综合征。

【发病率】发病率占女性 1/5 000～1/2 500,在自发流产胚胎中发生率高达 7.5%。

【临床表现】患者外表女性,身材矮小;原发性闭经,卵巢无滤泡,子宫小,外阴幼稚,乳房不发育,乳间距宽,体毛稀少或缺如;蹼颈,后发际低,肘外翻。

【核型】主要核型 45,X,占 55%;还有各种嵌合型和结构异常核型。本病发病原因是双亲在配子形成过程中 X 染色体发生不分离,其中约 75% 染色体丢失发生在父方,约 10% 染色体丢失发生在受精后的早期卵裂期。

（三）两性畸形

两性畸形（hermaphroditism）是指患者性腺或内外生殖器、第二性征具有不同程度的两性特征。根据患者体内是否有两性性腺分为真两性畸形和假两性畸形。

1. 真两性畸形　人体内同时存在睾丸和卵巢组织称为真两性畸形。第二性征可为男性或女性。不同患者性腺有较大差异,如性腺可为一侧卵巢,一侧睾丸;或一侧睾丸或卵巢,一侧卵巢和睾丸彼此融合为卵巢睾;或两侧均为卵巢睾。真两性畸形的核型主要有:46,XY/46,XX;46,XX/47,XXY;46,XY/45,X 等。

2. 假两性畸形　只存在一种性腺组织,但外生殖器或第二性征具有不同程度的异常特征,称为假两性畸形。假两性畸形产生的原因是性激素水平异常,导致性发育异常。根据性腺类型分为男性假两性畸形和女性假两性畸形。

（1）男性假两性畸形:又称男性女性化,核型 46,XY,体内只有睾丸组织。造成此病原因有雄激素合成障碍、雄激素的靶细胞受体异常或促性腺激素异常等。①特发性男性假两性畸形:为常染色体隐性遗传病,患者体内激素合成不足,导致性发育异常。②雄激素不敏感综合征:又称睾丸女性化综合征,是一种 X 连锁隐性遗传病,患者体态女性,有女性外阴,但无女性内生殖器,睾丸位于腹腔或腹股沟内,后者常被误认为疝。血中睾酮水平正常。病因是 X 染色体上雄激素受体基因突变,致使靶细胞对雄激素不敏感。患者常因无月经或不孕而就诊。

（2）女性假两性畸形：又称女性男性化，核型 46，XX，患者有卵巢。女性外生殖器有两性特征，常难以确认患者性别。先天性肾上腺皮质增生症为常染色体隐性遗传病，致病基因定位于 6p21.3，发病率为 1/25 000。男性患者有性早熟，女性则表现为女性假两性畸形。发病机制均涉及肾上腺皮质激素合成过程中特定步骤的阻断，导致促肾上腺皮质激素分泌增加和肾上腺皮质增生，造成雄激素产生过多。有时母亲在怀孕期间不适当地使用孕激素或雄激素，或者母亲肾上腺皮质功能活跃，都可使女胎男性化，造成女性假两性畸形。

第五节　线粒体遗传病

线粒体是人类细胞核外唯一含 DNA 的细胞器，它是细胞内营养物质氧化和能量供给中心。1963 年，纳斯（Nass）等首次在鸡卵母细胞中发现线粒体中存在 DNA；沙茨（Schatz）于同年又分离出完整的线粒体 DNA（mitochondrial DNA，mtDNA），之后人们开始不断对 mtDNA 进行研究。早期曾认为的细胞质遗传病，后来也明确为 mtDNA 突变引起的遗传病。

一、线粒体 DNA 的遗传特征

（一）母系遗传

母亲将她的 mtDNA 传给她的所有子女，但只有她的女儿能将其 mtDNA 传递给下一代，这种遗传方式称为母系遗传（maternal inheritance）。这是因为人类精子和卵细胞结合时，精子的细胞质（线粒体位于其中）几乎不进入受精卵，精子只提供核 DNA，受精卵中的 mtDNA 几乎全部来自卵子。

（二）半自主性

mtDNA 能够独立自主地复制，转录 RNA 并翻译成蛋白质。但是维持线粒体结构和功能需要的大分子复合物以及氧化磷酸化所需的酶是由核 DNA 编码，所以 mtDNA 的功能必然受到核 DNA 的影响。因此，mtDNA 的遗传具有半自主性。

（三）遗传密码与通用密码不同

在线粒体遗传密码中，部分密码子与核基因组的通用密码不同：①AUA 成为起始密码，而不是编码异亮氨酸；②UGA 编码色氨酸，而不是终止密码子；③AGA、AGG 作为终止密码（在核基因组中编码精氨酸）。RNA 的兼并性也较强，仅用 22 个 tRNA 来识别多达 48 种密码子。

（四）异质性

每个细胞中都有数千个 mtDNA 分子。如果一个细胞中所有的 mtDNA 分子都完全相同,称为同质性。如果一个细胞中的 mtDNA 分子有两种及以上,则称异质性。在异质性的细胞中,把能在自然人群中观察到的最高频率的 mtDNA 分子称为野生型,而其他类型的 mtDNA 分子称为突变型。大多数人类细胞中 mtDNA 都具有异质性。

(五)阈值效应

在异质性细胞中,突变型 mtDNA 可能是无害的,但更多时候是有害甚至导致线粒体丧失功能的。如果细胞携带突变型 mtDNA 较少,产能不会受到影响,则此人不会患病;相反,携带突变型 mtDNA 过多,则线粒体产生能量不够维持细胞正常功能,就会造成组织乃至器官出现功能异常。突变型 mtDNA 要达到一定比例时才能引起某些组织或器官功能异常,称为阈值效应。线粒体病发生的阈值与病变器官的能量需求密切相关,中枢神经系统对 ATP 的依赖程度最高,易受阈值效应的影响而受累,其他依次是骨骼肌、心脏、胰腺、肾脏、肝脏。

(六)突变率高

mtDNA 的突变率比核 DNA 高 10～20 倍,高突变率造成个体及群体中 mtDNA 序列有极大差异。人群中存在多种中度到重度有害的 mtDNA 突变,且高度有害的 mtDNA 突变不断增多。但有害的突变会通过选择而消除,故线粒体遗传病虽然并不多见,但突变的基因型却很普遍。

二、线粒体基因突变的类型

自 1988 年发现第一个 mtDNA 突变以来,已确认 mtRNA 中的 100 多个与疾病相关的点突变。mtDNA 突变的类型主要有以下几种。

(一)碱基突变

1. 结构基因突变 这种突变发生在结构基因上,多为错义突变,又称氨基酸替换突变。这种突变会影响氧化磷酸化相关酶的结构和活性,使细胞氧化磷酸化功能下降,主要与脑脊髓性及神经性疾病有关,如莱伯遗传性视神经病变和神经肌病。

2. tRNA 基因突变 线粒体涉及的蛋白质生物合成基因突变多为 tRNA 基因突变。这种突变会导致 tRNA 携带氨基酸的功能改变,使全部多肽链的翻译过程受到影响,导致呼吸链中多种酶合成障碍。典型疾病包括肌阵挛性癫痫伴破碎红纤维综合征、线粒体脑肌病伴高乳酸血症和卒中样发作、母系遗传的肌病及心肌病等。

(二)缺失和插入突变

缺失突变较为多见,插入突变较为少见。mtRNA 缺失发生的原因往往是由于 mtRNA 的异常重组或在复制过程中异常滑动所致。大片段的缺失往往涉及多个基因,可导致线粒体氧化磷酸化功能下降,产生的 ATP 减少,从而影响组织器官的功能。常见于神经性疾病及一些退化性疾病,如慢性进行性眼外肌麻痹。这类疾病一般无家族史。

（三）mtDNA 拷贝数目突变

mtDNA 拷贝数目突变指 mtDNA 拷贝数大大低于正常,可表现为常染色体显性遗传或隐性遗传,提示拷贝数目突变是由于核基因缺陷所致的线粒体功能障碍。这类突变较少,仅见于一些致死性婴儿呼吸障碍、乳酸中毒或肌肉、肝脏、肾脏衰竭的病例。

三、线粒体遗传病

广义的线粒体遗传病(mitochondrial genetic disease)是指以线粒体功能异常为主要病因的一大类疾病,包括线粒体基因组、核基因组的遗传缺陷以及两者之间的通信缺陷。一般所说的线粒体遗传病为狭义概念,即 mtDNA 突变导致的线粒体功能异常所引起的疾病。

1. 莱伯遗传性视神经病变 该病是人类母系遗传的典型病例,1871 年由德国眼科医师莱伯(Leber)首次报道,至今尚未发现一例男性患者将此病传给后代。我国患者多在 18～20 岁发病,男性多于女性。典型的临床表现为双侧视神经严重萎缩引起的急性或亚急性双侧中心视力丧失,可伴有神经、心血管、骨骼肌等异常,如头痛、癫痫及心律失常等。

2. 肌阵挛性癫痫伴破碎红纤维综合征 该病是一种罕见的、异质性母系遗传,除了具有破碎的肌红纤维和形态异常的线粒体外,还有多系统紊乱的症状,包括骨骼肌不自主阵挛、不能够协调肌运动(共济失调)、肌细胞减少、轻度痴呆、耳聋、脊神经退化等。

3. 线粒体脑肌病伴高乳酸血症和卒中样发作 该病是一种常见母系遗传病。患者常在 40 岁以前出现症状,表现为突发性呕吐、乳酸中毒、肌肉组织病变等。少数患者伴有痴呆、耳聋、偏头痛、眼外肌无力或麻痹、身材矮小等。

4. 慢性进行性眼外肌麻痹 该病的常见临床表现是进行性眼外肌麻痹和视网膜色素变性,还包括心电传导异常、听力丧失、共济失调、痴呆和糖尿病等。患者 20 岁前起病,进展较快,大多数患者在确诊后几年内死亡。

5. 线粒体心肌病 该病累及心脏和骨骼肌,患者常有严重的心力衰竭,表现为劳力性呼吸困难、心动过速、全身肌肉无力伴全身严重水肿、心脏增大和肝大等症状。

第六节　体细胞遗传病

体细胞遗传病是由于体细胞中遗传物质改变引起的疾病。体细胞遗传病只涉及特定组织细胞中染色体、癌基因及其变化,因此一般不发生上下代之间的垂直传递。这类遗传病自 20 世纪 90 年代被确认以来,已发现约几十种,包括恶性肿瘤、白血病、自身免疫系统缺陷以及衰老等。

肿瘤是体细胞遗传病的典型代表。肿瘤是指生长失去正常调控而无限制自主增生的细胞群,包括良性肿瘤、恶性肿瘤和交界性肿瘤。肿瘤形成的直接原因是体细胞遗传物质的突变。通常肿瘤细胞是一个积累了大量基因突变的体细胞,而这些突变共同导致细胞增殖的失控,结果形成大量细胞的集合体,即为肿瘤。肿瘤形成后,可在原位继续生长繁殖,也可转移进入其他组织器官。侵袭到其他部位的肿瘤恶性程度较高。肿瘤细胞不断生长将出现组织和器官的严重损伤,最终导致个体死亡。

本章小结

　　人类遗传病主要包括单基因遗传病、多基因遗传病、染色体病、线粒体遗传病和体细胞遗传病等。单基因遗传病是指受一对等位基因控制而发生的疾病,遵循孟德尔定律,主要遗传方式有 AD、AR、XD、XR 和 YL 五种。分子病是指由于基因突变导致蛋白质分子结构或数目异常,引起机体功能障碍的一类疾病。由于基因突变而造成的酶蛋白分子结构或数量的异常引起的疾病称为遗传性酶病。多基因遗传病是受多对微效基因和环境因素的共同作用的疾病。遗传率指遗传因素所起作用大小。染色体畸变指染色体数目或结构发生改变,包括染色体数目畸变和结构畸变两大类。常见的常染色体病有 21- 三体综合征、18- 三体综合征、13- 三体综合征和 5p 部分单体综合征;常见的性染色体病有 XXY 综合征和性腺发育不全。由于 mtDNA 突变导致的线粒体功能异常所引起的疾病称为线粒体遗传病。体细胞遗传病是由于体细胞中遗传物质改变所引起的疾病,肿瘤是体细胞遗传病的典型代表。

思考与练习

一、名词解释

1. 单基因遗传
2. 不完全显性遗传
3. 携带者
4. 多基因遗传病
5. 遗传率
6. 染色体畸变
7. 嵌合体

二、填空题

1. 一个 O 型血的母亲生育了一个 B 型血的孩子,孩子父亲的血型是_____。

2. 唇裂伴腭裂在一般群体发病率为 0.17%,而在患者的一级亲属中发病率为_____
_____。

3. 21- 三体综合征患者的核型为_____。

4. 染色体数目畸变包括_____、_____、_____三种类型。

5. 体细胞遗传病的典型代表是_____。

三、简答题

1. 短指 / 趾是一种常染色体显性遗传病,请问:①患者(Aa)与正常人婚配生下短指 / 趾患儿的比例是多少? ②如果两个短指 / 趾患者(Aa)婚配,他们的子女患短指 / 趾的比例是多少?

2. 在同一医院同一天出生 4 个孩子,血型分别是 O、A、B 和 AB,双亲血型分别是 O 与 O、AB 与 O、A 与 B、B 与 B。试判断这 4 个孩子的父母。

3. 正常女性与家族性低磷酸血症佝偻病患者婚配,他们的女儿患病,患病女儿同正常男性婚配后,试计算其子女的患病率。

4. 何谓染色体畸变? 其主要类型有哪些?

5. 21-三体综合征患者的主要临床表现有哪些? 请书写其标准核型。

(江新华)

第七章 | 遗传病的诊断、治疗与预防

07章 数字内容

随着医学遗传学的发展和临床检测技术的进步，人类遗传病的研究取得了许多新的成果，目前大多数遗传病的病因、发病机制已被阐明，为遗传病的诊断、治疗和预防提供了理论基础。同时，一些先进医学技术已应用于遗传病的诊断、治疗与预防。

 探究与实践

疾病与遗传

患者甲，女性，3个月，因特殊面容来医院就诊，表现为眼距增宽，鼻梁低平，眼睑裂小，内眦赘皮，低位耳，并伴有全身肌张力低下。

患者乙，女性，18岁，原发闭经。体格检查：身材矮小，身高143cm，腋毛稀疏，胸部平而宽，两乳房未见明显发育；阴毛稀少，外生殖器无畸形。其他系统检查正常。

患者丙，男性，22岁。自述于5岁出现肌无力症状，病情进行性加重，约12岁失去独立行走能力。

请运用所学的知识对上述三名患者的疾病进行初步判断和分析。

第一节　遗传病的诊断

遗传病种类繁多,且常有各自特殊的病因。对遗传病的准确诊断是进行遗传病治疗、预防以及开展遗传咨询工作的基础。遗传病的诊断涉及儿科、妇产科、外科、内科等多门学科,除采用常规疾病诊断方法外,通常还要根据不同的情况采用特殊诊断方法。

常规诊断采用一般疾病的临床诊断方法,如病史、症状、体征、体格检查和实验室检查等获取资料,进行归纳分析,做出临床诊断。遗传病的特殊诊断方法一般通过系谱分析、细胞和分子遗传学检查、皮纹检查等手段诊断疾病。

一、遗传病的临床诊断

遗传病的临床诊断包括听取患者的主诉、询问病史、体征检查等。

（一）症状与体征

遗传病基本上都有其特殊综合征,能为诊断提供初步线索。例如,智力发育不全伴有白内障、肝硬化等,提示为半乳糖血症;智力发育不全伴有特殊腐臭尿液,提示为苯丙酮尿症;智力低下伴有眼距宽、眼裂小、外眼角上斜等,提示为21-三体综合征;智力发育不全伴有生长发育迟缓,五官、四肢、内脏等方面的畸形,提示为常染色体病;性腺发育不全或有生殖能力下降、原发闭经、行为异常,提示为性染色体病。由于大多数遗传病在婴儿或儿童期即有体征和症状表现,故除观察外貌特征外,还应注意身体发育快慢、体重增长速度、智力发育情况、性器官及第二性征发育状态、肌张力强弱以及啼哭声是否正常等。

（二）询问和调查病史

由于遗传病常有家族聚集现象,所以准确采集病史至关重要。除一般病史外,应着重了解患者的家族史、婚姻史和生育史。

1. 家族史　采集家族史时应特别注意患者或代诉人由于知识水平、记忆能力、思维能力、判断能力及精神状态等导致症状、体征的描述不够准确或不全面,或因患者或代诉人提供材料不详等影响家族史材料的准确性。

2. 婚姻史　着重了解婚龄、配偶健康情况以及男女双方及父母家系中有无近亲婚配等。

3. 生育史　着重了解生育年龄、子女数目及健康状况,有无流产、死产和早产史,如有新生儿死亡或患儿,则除询问父母及家庭成员上述情况外,还应了解患儿有无产伤、窒息,母亲妊娠早期有无患病毒性疾病和接触过致畸因素、有无服过致畸药物或接触电离辐射或化学物质史等。

二、系谱分析

系谱分析有助于判断患者是否患有遗传病以及该遗传病属于哪种遗传方式,从而进一步做出发病风险估计和判断。

(一)系谱分析一般步骤

1. 明确某种疾病是否为遗传病。

2. 根据系谱,确定该遗传病属于哪种遗传类型。

3. 如果是单基因遗传病,还要进一步确定该病的遗传方式;如果是染色体病,则要进一步确定其染色体畸变类型。

4. 根据遗传方式,确定家系中每个成员的基因型。

5. 按照遗传规律,估计可能的发病风险。

6. 根据发病风险,对家庭成员提出咨询意见。

(二)进行系谱分析的注意事项

1. 系谱调查时要有职业精神,态度和蔼有耐心,以取得患者及其家属的信任。

2. 要做到尽可能完整、准确。一个完整的系谱应有三代以上家庭成员的患病情况、婚姻状况及生育情况。

3. 判断显性遗传时,要注意延迟显性和不规则显性(外显不全)可能造成的误判;遇到隔代遗传时,要注意区分是显性遗传、不规则显性还是隐性遗传所致。

4. 在系谱中,除先证者外找不到其他患者、呈散发现象时,须认真分析是常染色体隐性遗传所致还是新的基因突变引起。

5. 注意显隐性的相对性和遗传异质性。同一遗传病可因观察指标不同而得出不同的遗传方式,也可能将不同遗传方式引起的遗传病误认为是同一种遗传病。

三、细胞遗传学检查

(一)染色体检查

染色体检查是确诊染色体病的主要方法,用这种方法已经能够准确地检出100多种染色体病。随着基因芯片技术的应用,遗传病的诊断和定位变得更加准确、可靠。

染色体检查标本的来源主要有外周血、绒毛、羊水中胎儿脱落细胞、脐血、皮肤等各种组织。当患者出现下列情况之一时,应建议进行染色体检查:

1. 有明显的体态异常、精神发育不全,特别是伴有先天畸形者。

2. 出现多个先天畸形的家庭成员。

3. 根据症状和体征,疑为21-三体综合征的小儿及其父母。

4. 习惯性流产的夫妇。

5. 有性腺发育不全或 XXY 综合征的患者。

6. 女性原发闭经或不育,男性不育者。

7. 两性外生殖器畸形者。

8. 恶性血液病患者。

9. 接触过超允许剂量的射线或有毒化学物者。

10. 高龄孕妇。

（二）性染色质检查

性染色质检查包括 X 染色质检查和 Y 染色质检查,主要用于疑为两性畸形或性染色体数目异常的疾病诊断,有一定的参考价值,但确诊仍需依靠染色体检查。在正常女性（XX）中可观察到 1 个 X 染色质,在 XXX 女性个体中能观察到 2 个;正常男性（XY）只有 1 个 Y 染色质,而 XYY 男性有 2 个,XXYYY 男性有 3 个。

 知识拓展

自然流产与染色体异常

自然流产的主要原因是染色体异常,包括父母染色体异常和胚胎染色体异常。常见父母染色体异常为平衡易位、罗伯逊易位等。胚胎染色体异常中三倍体最多,其次为多倍体、X 单体、常染色体单体、染色体平衡易位、缺失、嵌合体、倒位、重复等。习惯性流产夫妇染色体异常的发生率为 4%,正常人群为 0.2%,其中母源与父源之比为 3:1。单次自然流产中胚胎染色体异常为主要原因。随着流产次数的增加,胚胎染色体异常发生率减少。因此,出现习惯性流产者建议做细胞遗传学检查,以确认其染色体是否出现异常。

四、生 化 检 查

生化检查是从代谢水平上诊断遗传病的一种方法,通过生化手段定性、定量分析患者（或孕妇）机体中的激素、酶、蛋白质甚至核酸成分等物质及相关代谢产物。通过对这些物质的检测,可以诊断疾病或做出相关疾病筛查结果。如苯丙酮尿症患者,若尿中苯丙酮酸的含量明显增高或过量,一般可做出诊断。

五、基 因 诊 断

基因诊断是直接从 DNA 或 RNA 水平检测致病基因,从而诊断遗传病的方法,包括临症基因诊断、症状前基因诊断、产前基因诊断和胚胎植入前基因诊断等类型。它与传统的诊断方法的主要区别在于,直接从基因型推断表型,即可以越过基因产物(酶和蛋白质),直接检测基因结构而做出诊断。这样不仅可以对患者进行检查,还可以在发病前做出诊断。这一技术还可以从基因水平了解遗传病的异质性,有效检出携带者。近年来基因诊断技术快速发展,已在遗传病诊断中发挥了巨大作用,并为遗传病的诊断开辟了新的途径。

六、皮肤纹理分析

(一)人类正常皮纹

人体的皮肤由表皮和真皮组成。真皮乳头向表皮突起,构成许多整齐的乳头线,称为嵴线。嵴线之间凹陷部分称为沟。皮肤纹理(dermatoglyph)简称皮纹,是指人的手指、掌面、足趾和跖面的皮嵴和皮沟走向不同而形成的纹理图形。每个人都有特殊的皮肤纹理且终生不变。遗传病患者往往具有特殊的皮纹特征,因此皮纹检查是遗传病诊断的一种辅助手段。

1. 指纹类型　指纹是指人类手指端的皮肤纹理,根据指端外侧三叉点的数目可分为不同类型(图7-1)。所谓三叉点,即三组不同方向的嵴纹的交汇点。

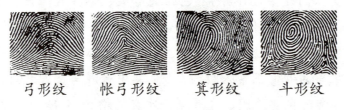

| 弓形纹 | 帐弓形纹 | 箕形纹 | 斗形纹 |

图 7-1　人类的几种指纹类型

(1)弓形纹:由平行的嵴纹从一侧走向另一侧,无三叉点,中间隆起呈弓形者称为弓形纹;也有隆起似帐篷状者,称为帐弓形纹。

(2)箕形纹:嵴纹从一侧发出后向上弯曲,又转回发生的一侧,形似簸箕状。若箕口朝向手的尺侧,称为尺箕或正箕;箕口朝向手的桡侧,称为桡箕或反箕。箕头的侧下方有一个三叉点。

(3)斗形纹:有两个或两个以上三叉点,嵴纹走向是同心环形(环形纹);也有的由两个箕形纹组成,称为双斗纹。

2. 总指嵴数(TFRC)　从箕形纹或斗形纹的中心点到三叉点画一直线,这条直线跨过的嵴线数目称为嵴纹计数。弓形纹无三叉点,其嵴纹数为0;箕形纹有一个三叉点,故有一个嵴纹数;斗形纹有两个三叉点,故有两个嵴纹数。将十指嵴线数相加(具有多个嵴线数则取其中较大者)即为总指嵴数。

3. 掌纹　手掌中的皮纹称为掌纹,比较重要的是轴三叉点和 atd 角的测定。atd 角是指在示指下有一三叉点 a,小指下有一三叉点 d,分别引一直线连接位于腕关节褶线远侧的轴三叉点 t 所形成的夹角。我国正常人 atd 角平均值为 41°。atd 角小于 45°，用 t 表示；在 45°~56°之间，用 t′ 表示；大于 56°，用 t″ 表示（图 7-2）。

4. 褶线　褶线是指手指和手掌的关节弯曲活动处明显可见的褶纹，分别称为指褶线和掌褶线。

（1）指褶线：正常人除拇指只有一条指褶线外，其余各指都有两条指褶线。

（2）掌褶线：正常人的手掌褶线有远侧横褶线、近侧横褶线和大鱼际纵褶线三条。有时远侧横褶线和近侧横褶线连接成一条单一的褶线横贯全掌，称为猿线，又称通贯线。根据两者相接的程度不同又可分为各种变异类型（图 7-3）。

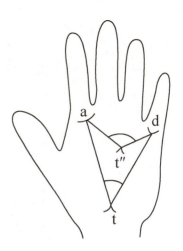

图 7-2　轴三叉点及 atd 角的测量

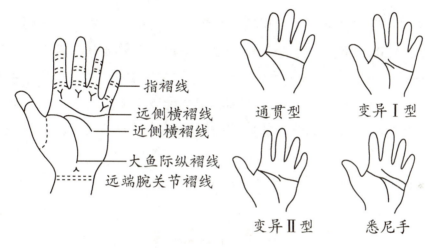

图 7-3　掌褶线及其变异类型

5. 踇趾球部纹型　人的脚趾和脚掌上的皮纹称为趾纹和跖纹，但具有临床意义的是踇趾球部纹型。踇趾球部的皮肤纹理也有弓、箕、斗等各种图形，并按照皮纹的走向不同可分为近侧弓、腓侧弓、胫侧弓、远侧箕、腓侧箕、胫侧箕及斗形纹（图 7-4）。

（二）皮纹检查与应用

皮纹变化与某些染色体异常、先天性疾病以及不明原因的综合征有一定关联，但它的变化不是特异性的，故只能作为诊断旁证或疾病的初筛，以便进一步确诊。另外，由于嵴线分化是与机体的胚胎发育密切联系的，因此有畸形手和脚的人中常会见到明显的异常皮纹。皮纹具有个体差异且终生不变的特点，故能用皮纹（特别是指纹）作为个体识别的标志。

1. 21-三体综合征　患者手指斗形纹频率减少，箕形纹增多，TFRC 较少，小指常是单一指褶线，大约有一半患者出现通贯线，atd 角常大于 60°，70% 以上患者踇趾球部为胫侧弓形纹。

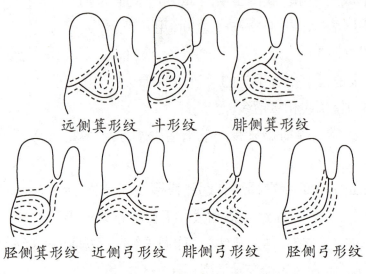

远侧箕形纹　斗形纹　　腓侧箕形纹

胫侧箕形纹　近侧弓形纹　腓侧弓形纹　　胫侧弓形纹

图7-4　蹂趾球部皮纹类型

2. 18-三体综合征　患者手指弓形纹比例增高,80%患者有7个以上手指为弓形纹(正常人仅约1%),故TFRC值低,多为通贯线,约25%患者为t″,约40%患者小指上为单一褶线。

3. 13-三体综合征　桡箕和弓形纹显著增高,故TFRC值低,一半患者双手有通贯线,轴三叉远移,约81%患者为t″,蹂趾球部腓侧弓形纹占42%。

4. 性腺发育不全　患者TFRC值显著增加,atd角增大,通贯线亦有所增加,蹂趾球部有大斗形纹和远侧箕。

5. XXY综合征　患者弓形纹增加,TFRC值降低。

七、产前诊断

产前诊断(prenatal diagnosis)是指在出生前对胚胎或胎儿的发育状态、是否患有疾病等方面进行检测诊断,对可治性疾病选择适当时机进行宫内治疗,对不可治疗性疾病能够做到知情选择。

 探究与实践

"纠结"

某女性今年26岁,结婚已有1年多,最近发现自己怀孕8周,一切很正常。她的丈夫年龄30岁,身体健康。两人都忙于自己的工作。但最近她有一件烦心事:她好朋友的邻居近期分娩了一个有脊柱裂的死产婴儿,约7个月大。她的家人听说产前诊断能检测多种遗传病,希望能了解"有无做产前诊断的必要?风险如何?目前能提前发现哪些遗传病或出生缺陷?"你能给她一个满意的指导吗?

常用的产前诊断方法有如下几种。

（一）超声检查

超声检查是一项简便并对母体无痛无损伤的产前诊断方法,其中 B 型超声应用最广。利用超声检查能做很多产前诊断(表 7-1),还可直接对胎心和胎动进行动态观察并摄像记录,亦可做胎盘定位,引导胎儿镜操作,选择羊膜腔穿刺部位采集羊水等。

表 7-1　可利用超声检查进行产前诊断的疾病

类别	疾病	类别	疾病
水肿	胎儿水肿	腹	腹裂
	羊水过多或羊水过少		脐膨出
脸和颈	腭裂、唇裂	肾	多囊肾
	水囊状淋巴管瘤		肾发育不全
	眼距宽		肾盂积水
	小颌	骨骼异常	无指 / 趾
中枢神经系统	无脑畸形		缺指 / 趾
	脑膜脑膨出		多指 / 趾
	前脑无裂畸形		骨折
	积水性无脑畸形		缺肢畸形
	脑积水	骨骼发育不良	软骨发育不良
	脊髓脊膜膨出		胸部发育不全
	小头畸形		前肢曲骨发育不良
胸	先天性心脏病		磷酸酶过少症(幼儿型)
	囊性腺瘤样畸形		脊柱后凸
	膈疝		成骨不全
	胸腔积液		短肋多指型
	小胸腔		先天性脊柱骨髓发育不良
腹	十二指肠闭锁		致死性发育不良
	食管闭锁		血小板减少伴桡骨缺如

（二）胎儿镜

胎儿镜又称羊膜腔镜或宫腔镜,是一种带有羊膜腔穿刺功能的光导纤维内镜,能直接观察胎儿,可于怀孕 15~21 周进行操作。主要用于观察胎儿体表、毛发、活检取材等。

（三）羊膜腔穿刺术

羊膜腔穿刺术又称羊水取样(图 7-5)。抽取羊水的最佳时间是妊娠 16~20 周,因为此时羊水多、胎儿浮动,穿刺时进针容易且不易伤及胎儿。羊水中有胎儿脱落细胞,经体外培养后可进行染色体核型分析、酶和蛋白质检测、性染色质检查等，也可将羊水细胞直接提取 DNA 做基因芯片检查或相关基因检测。

（四）绒毛膜绒毛吸取术

绒毛膜绒毛可经宫颈部取样，最好在 B 超监视下进行。绒毛取样一般于妊娠 9～11 周时进行（图 7-6）。绒毛经处理（与蜕膜严格分离）或经短期培养后可进行染色体核型分析，也可直接提取 DNA 做基因芯片检查或相关基因检测。

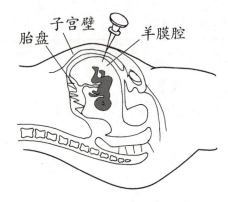

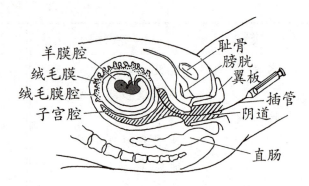

图 7-5　羊膜腔穿刺术示意图　　　　图 7-6　绒毛膜绒毛吸取术示意图

（五）脐带穿刺术

脐带穿刺术是在 B 超引导下于孕中晚期（17～32 周）经母腹抽取胎儿脐静脉血。脐血可用于染色体核型分析、基因芯片检查或相关基因检测。多用于因错过羊水取样时机或检查失败孕妇的产前诊断。

（六）无创胎儿染色体非整倍体产前检测

研究发现，孕妇外周血中存在胎儿游离 DNA（cffDNA），长度在 75～250bps 之间，平均为 166bps。cffDNA 随孕周增加而稳定存在，其含量为 5%～30%，能通过高通量测序的方法稳定检测出来。孕期 cffDNA 以核小体形式稳定存在，在分娩后 2h 内快速消失，从而不会影响下一胎的检测，因此可以作为非创伤性产前检测的理想方法。

无创胎儿染色体非整倍体产前检测（NIPT）仅需采取孕妇静脉血，利用高通量 DNA 测序技术对母体外周血中的游离 DNA 片段（包含胎儿游离 DNA）进行深度测序，并将测序结果进行生物信息分析，从中得到胎儿的遗传信息，从而检测胎儿是否患有染色体疾病。该方法目前可应用于 21- 三体综合征、18- 三体综合征、13- 三体综合征和性染色体非整倍体疾病等检测。

八、其他辅助诊断

针对遗传病的不同病症和发病特点，遗传病诊断中还会用一些辅助检查帮助确诊和了解病情，包括 X 线、心电图、脑电图、肌电图、各种内镜、造影技术、CT、磁共振扫描等检查手段。

第二节　遗传病的治疗

遗传病的传统治疗通常只是改善或矫正患者的临床症状。随着分子生物学和医学遗传学的发展,逐步弄清了一些遗传病的发病过程和发病机理,从而为遗传病的诊断、治疗和预防提供了一定的基础,并不断提出新的治疗措施。

一、手术治疗

手术治疗即采用手术切除、修补病变器官或采用器官移植的方法治疗某些遗传病。手术治疗是目前治疗遗传病最常用的方法。因遗传病造成的畸形可以通过手术进行矫正和修补,如唇裂、先天性心脏病、外生殖器畸形等;对某些先天性代谢病可以用手术的方式调整体内某些物质的生化水平,如通过脾切除术治疗遗传性球形红细胞增多症;通过器官移植用正常的器官替换病损的器官,如胰腺移植用于治疗因胰岛素产生不足而引起的糖尿病,肾移植用于治疗先天性肾病综合征等。

二、药物治疗

药物在遗传病治疗中往往起一定的辅助作用,可以改善患者的病情。治疗原则是补缺去余。例如,先天性免疫球蛋白缺乏症患者补充球蛋白制剂,可使感染次数明显减少;糖尿病患者使用胰岛素后甲状腺功能减退,使用甲状腺激素同样可以达到治疗效果;肝豆状核变性是由于体内铜代谢异常,铜在肝细胞和神经细胞中贮积过多从而损伤细胞导致疾病,所以在限制铜摄入的同时,用D-青霉胺促进铜的排出,可以缓解患者症状。

三、饮食治疗

饮食治疗的原则:补充因代谢异常而造成的机体缺乏的某种必需物质;限制摄入已大量蓄积的代谢物及前物质,以维持代谢平衡。如维生素D依赖性佝偻病患者服用富含维生素D的食物,可使体内的血钙增加,促进骨骼发育;苯丙酮尿症患儿在出生后3个月内给予低苯丙氨酸饮食,如大米、白菜、菠菜、马铃薯、羊肉等,就可以防止神经受损,促进智力发育;葡萄糖-6-磷酸脱氢酶缺乏症患者禁食蚕豆或奎宁类药物。

四、基因治疗

基因治疗是治疗遗传病的理想方法,最初的范畴是使用正常有功能的基因替代或修正缺陷基因,即将外源性的、有特定功能的遗传物质通过一定的技术手段导入靶细胞,并在一定条件下产生治疗作用的治疗方式。自 20 世纪 70 年代以来,随着分子生物学、分子遗传学特别是 DNA 重组技术的发展,人类约 3 万个基因中约 8 000 个已经定位,近 5 000 个致病基因已被克隆,其编码顺序已经清楚,这使基因治疗成为可能。基因治疗的途径有以下两个:

1. 生殖细胞基因治疗　生殖细胞基因治疗是将正常基因转移到生殖细胞(精子、卵细胞或受精卵),使其发育成正常个体。显然这是根治遗传病的方法,但目前因伦理、社会等因素的影响,较难适用于人类。

2. 体细胞基因治疗　体细胞基因治疗是将正常基因转移到缺陷体细胞中,使之表达基因产物,从而达到治疗遗传病的目的。目前认为将遗传物质转移到机体内的治疗方法均可称为基因治疗。

第三节　遗传病的预防

一、遗传病预防的意义

遗传病不仅病种多、相对发病率高,而且还具有先天性、终生性、致残性和家族聚集性等特点。因此,遗传病对人类健康所造成的危害是不能被低估的。遗传病不仅可以造成患者机体上的异常、痛苦甚至残疾或死亡,还常造成受累人群智力、心理等方面的缺陷,不仅给患者本人带来伤害,还可通过遗传影响其后代的健康,给患者家庭和社会造成极大的现实影响和沉重负担。

目前对遗传病的治疗方法和疗效还比较局限,虽然有些患者纠正了遗传病的临床症状,但仍不能改变致病基因、达到长期疗效或根治目的,况且这些治疗方法往往代价极高,难以普遍应用。因此,针对遗传病,减少其危害的最好方法就是预防。

遗传病的预防主要是利用遗传学原理和技术,防止遗传病患儿的出生,从而达到提高人口素质的目的。它包括贯彻以预防为主的原则,加强医学科学研究的投入,研究遗传病的发生规律,并制定相应的措施,普及遗传学知识,提高人群的健康素质,以降低和杜绝疾病的发生和发展。

二、遗传病的预防措施

遗传病预防的措施包括环境保护、群体普查、携带者的检出、产前筛查、新生儿筛查和遗传咨询等。

(一)环境保护

人类生活和生存环境中的污染可对人类遗传物质造成损害,影响身体健康。能引起人类遗传物质损害的环境因素主要有电离辐射、化学物质（如除草剂、杀虫剂、毒品、尼古丁）、病毒感染（如风疹病毒、巨细胞病毒）等。因此，必须避免环境中的诱变剂、致癌剂、染色体断裂剂和病原微生物等对遗传物质造成的损害，避免超剂量接触电离辐射，宣传戒烟限酒，加强化学品诱变作用的检测。这种综合的环境保护措施对防止可能造成的遗传损害是十分重要的。

（二）群体普查

为了预防遗传病的发生，控制它在群体中的流行，要对人群进行遗传病普查，明确危害严重的遗传病病种、危害程度、患者数量等。开始群体普查前应做好准备工作：进行遗传病普查的人员包括临床各专科的医生和医学遗传学专业人员，普查所采用的方法应简便易行，所选病种是当前可早期诊断和防治的，普查区域要有代表性；对普查团队成员进行遗传学知识和普查工作培训，制定明确的诊断标准，并按从初筛、实验检查到确诊三步骤逐步实施，并及时解决普查时遇到的问题，确保群体普查的质量。

（三）携带者的检出

携带者是指表型正常但带有致病基因并能把致病基因传递给后代的个体，一般包括隐性遗传病的杂合体，显性遗传病的未显者、迟发型患者，染色体平衡易位、倒位的个体等。

在人群中，许多隐性遗传病的发病率并不高，但杂合体的比例却相当高。杂合体携带者的检出对遗传病的预防具有积极意义。对发病率很低的遗传病，一般不做杂合体的群体筛查，仅对患者亲属及其配偶进行筛查也可以收到较好的效果。对发病率高的遗传病，普查携带者的效果显著。例如，我国南方各省珠蛋白生成障碍性贫血的发病率特别高（约占人群的 10%），因此检出夫妻双方均为珠蛋白生成障碍性贫血杂合体的机会很多。

（四）产前筛查

产前筛查是预防部分缺陷儿出生的一种手段。产前筛查是指通过经济、简便和无创伤的检测方法，从孕妇群体中发现怀有某些缺陷儿（如 21-三体综合征等）的高危孕妇，以便进一步明确诊断，最大限度地减少缺陷儿的出生率。目前所说的产前筛查，通常是在孕 15～20 周通过抽取孕妇血液定量检测甲胎蛋白、人绒毛膜促性腺激素和游离雌三醇等血清标志物，并结合孕妇的年龄、采血时的准确孕周，应用计算机软件测得胎儿患某些疾病的危险系数，如危险系数高，则为高危人群，即胎儿患某些遗传疾病的可能性大，因此也称为母血清产前筛查。

（五）新生儿筛查

新生儿筛查是出生后早期发现和治疗某些遗传病的有效方法。筛查后即可在症状出现前进行诊断，以便及时有效地采取治疗措施，防止该病症状的出现。新生儿筛查是一个集组织管理、实验技术、临床诊治及宣传教育为一体的系统工程，应遵循自主性、有益性、无害性及公平性的原则。筛查项目的制定需考虑疾病的发病率、筛查技术可行性、推广性及所筛查疾病能否治疗等方面。目前我国普遍开展新生儿筛查的病种有苯丙酮尿症、先天性甲状腺功能减退症、半乳糖血症等。

（六）遗传咨询

遗传咨询是指从事医学遗传工作的专业人员或医师对咨询者提出的遗传疾病的相关问题予以解答，并对其婚育问题提出建议和具体指导的过程。在遗传咨询过程中，咨询者可获得有关遗传疾病的病因、遗传方式、诊断、预防、治疗、预后等问题的建议，从而预防严重遗传病患儿出生。

本章小结

遗传病的诊断除采用一般疾病的普遍性诊断外，还需要采用系谱分析、细胞和分子遗传学检测、生化检查、基因诊断和皮肤纹理分析等遗传学的特殊诊断方法。遗传病的治疗包括手术治疗、药物治疗、饮食治疗、基因治疗等。遗传病的预防措施包括环境保护、群体普查、携带者的检出、产前筛查、新生儿筛查和遗传咨询等。

？ 思考与练习

一、名词解释

1. 产前筛查

2. 基因诊断

二、填空题

1. 遗传病的特殊诊断方法有_____、_____、_____、_____、_____、_____等。

2. 遗传病的治疗主要有_____、_____、_____和_____等。

3. 遗传病预防的措施包括_____、_____、_____、_____、_____、_____、_____等。

三、简答题

1. 无创胎儿染色体非整倍体产前检测相较于有创检查具有哪些优势？

2. 简述携带者的检出的意义。

四、病例分析题

患者，男性，28 岁。结婚 6 年，妻子原发不孕。体检：男性表型正常，外生殖器正常。精液常规显示无精。染色体核型为：46，XY。

请问：为明确诊断，该患者还应做哪些检查？

（刘文芳）

第八章 | 遗传学与现代医学

学习目标

1. 掌握肿瘤、癌基因、抑癌基因的概念。
2. 熟悉红细胞和白细胞抗原遗传的类型；药物代谢的遗传变异。
3. 了解肿瘤发生的遗传机制；免疫性疾病的遗传机制。

第一节　肿瘤与遗传

肿瘤（tumor）是指一群生长失去正常调控的细胞形成的赘生物。肿瘤分为良性肿瘤和恶性肿瘤。恶性肿瘤是临床上最常见、最严重的疾病之一，占总死亡原因的 20% 以上。按照组织来源恶性肿瘤可分三类：①来源于上皮组织（如肠、支气管和乳腺导管的细胞）的称为癌；②来源于间叶组织（如骨髓、肌肉、结缔组织等）的称为肉瘤；③来源于淋巴造血组织的称为淋巴瘤或白血病。也可以将恶性肿瘤统称为癌症（cancer）。一般来说，肿瘤细胞是一类由于突变积累并导致细胞增殖失控的细胞群体。肿瘤细胞无限制生长将引起严重的组织损伤和器官衰竭，最终导致死亡。肿瘤是危害人类健康的最严重的疾病之一，我国每天约 1 万人确诊癌症，相当于平均每 7 分钟就有 1 个人确诊癌症。

一、肿瘤发生的遗传因素

有多个方面的证据表明遗传因素在肿瘤发生中起重要作用：一是许多肿瘤存在家族聚集现象，在一个家系中往往有多个成员发病；二是肿瘤的发病具有种族和群体差异，不同民族和种族的发病率相差较大；三是肿瘤发生在双生子有很高的一致率；此外，系谱分析以及肿瘤流行病学的研究资料表明，肿瘤发生与遗传因素密切相关。

（一）肿瘤的家族聚集现象

癌家族是指一个家族中的多个成员罹患肿瘤。癌家族的特点是：①发病年龄早；②某类肿瘤（如腺癌）发病率高；③通常按常染色体显性方式遗传。家族性癌是指一个家族中的多个成员患有同一种恶性肿瘤。

肿瘤的家族聚集现象很容易让人联想到肿瘤是因为家庭共同的生活环境或生活习惯导致的，但是家系中的某些分支迁离原籍、改变了原来的生活习惯后，肿瘤发生率依然远高于普通人群。这强烈提示遗传因素在肿瘤发生中起重要作用。

（二）肿瘤发病率的种族差异

某些肿瘤的发病率在不同种族中呈现显著差异。

1. 同一肿瘤在不同人种中发病率不同　如黑色素瘤在高发地区与低发地区之间的差异达到155倍。中国人鼻咽癌的发病率最高，比印度人高30倍，比日本人高60倍；移居美国的华人鼻咽癌的发病率比美国白人高34倍。

2. 不同人种有各自不同的高发肿瘤　如欧美国家乳腺癌的发生率高，亚洲地区胃癌的发生率高。人种差异主要是遗传差异，这表明了肿瘤发病中遗传因素的重要作用。

（三）遗传性恶性肿瘤

1. 遗传性癌前病变　一些单基因遗传的疾病和综合征中具有不同程度的恶性肿瘤倾向，称为遗传性癌前病变。其遗传方式大多为常染色体显性遗传。如家族性结肠息肉病是一种常染色体显性遗传病，在人群中发病率为 1/10 000。家族性结肠息肉病患者在出生时结肠正常，但在青少年时结肠和直肠可出现数百个小息肉，临床上常表现为血性腹泻或肠梗阻，多数在35岁左右恶变为癌。因此，家族性结肠息肉病患者应尽早进行手术治疗，其家庭成员应定期进行结肠镜检查。

2. 单基因遗传肿瘤　少数恶性肿瘤遗传方式为常染色体显性遗传，主要包括神经或胚胎组织的恶性肿瘤。如视网膜母细胞瘤为眼球视网膜的恶性肿瘤，多见于幼儿，大部分患儿4岁前发病，发病率为 1/21 000～1/10 000。视网膜母细胞瘤分为遗传型和非遗传型两种。遗传型占全部病例 20%～25%，发病年龄早，平均发病时间为10月龄，且为双侧发病，有家族史。非遗传型占 75%～80%，发病年龄晚，一般在2岁后发病，多为单侧发病，无家族史。

3. 多基因遗传肿瘤　常见的恶性肿瘤多为多基因遗传，如肺癌、肝癌、胃癌、乳腺癌、子宫颈癌、前列腺癌等。患者一级亲属发病风险显著高于一般群体。这些肿瘤发生均有一定的遗传基础，而吸烟、酗酒、黄曲霉毒素等环境因素则是此类肿瘤发生的促发因素。

4. 染色体畸变与肿瘤　一些遗传病患者易自发或诱发染色体的断裂和重排，且易患肿瘤，这类疾病称为染色体不稳定综合征。如着色性干皮病患者皮肤对紫外线特别敏感，易出现多个丘疹和色素沉着，染色体断裂率在紫外线照射后明显上升，细胞容易死亡，存活下来的细胞常导致血管瘤、基底细胞癌等肿瘤发生。另外，染色体不稳定综合征还包括毛细血管扩张性共济失调综合征、布卢姆综合征、范科尼贫血等，这些疾病患者均易继发白血病和淋巴系统恶性肿瘤,肿瘤发病率比正常人群高数十倍。

（四）肿瘤的遗传易感性

当接触致癌因素后,并非人人都会发生肿瘤,这表明不同个体肿瘤易感性不同。肿瘤遗传易感性是指在一定内外因素影响下,由遗传因素决定的个体易患肿瘤的倾向。人群中大多数肿瘤如肝癌、胃癌、肺癌、乳腺癌等呈现散发性,表明每个人都存在个体性差异,具有不同的肿瘤遗传易感性,经过生化、免疫和细胞分裂等机制导致肿瘤发生。

1. 酶活性异常　酶活性的改变可影响致癌化合物在体内代谢和灭活。如芳烃羟化酶能在体内活化许多致癌多环芳烃,从而促进癌症发生。调查显示,芳烃羟化酶活性高的吸烟者患肺癌的风险也高。同时,酶缺乏也可导致机体对肿瘤的易感状态,如着色性干皮病患者易患血管瘤、基底细胞癌等,是由于患者 DNA 修复酶的缺陷导致细胞恶性病变。

2. 遗传性免疫缺陷　免疫缺陷能使突变细胞逃脱监视而发展成为肿瘤。许多免疫缺陷患者都具有易患肿瘤的倾向,如无丙种球蛋白血症患者易患白血病和淋巴系统肿瘤,毛细血管扩张性共济失调综合征患者易患淋巴细胞白血病和乳腺癌。

3. 染色体病　XXY 综合征患者易患男性乳腺癌,性腺发育不全患者易患卵巢癌,21-三体综合征患者患急性白血病的概率比正常人高 15～18 倍,这些都说明染色体病与肿瘤发生密切相关。

二、肿瘤发生的遗传机制

肿瘤发生是各种环境因素直接或间接作用于体细胞遗传物质,引起染色体或 DNA 的改变,在此基础上体细胞无限制地分化增殖,再经一系列的促进和发展,形成各种恶性肿瘤。肿瘤发生的遗传机制有以下几种学说。

（一）单克隆起源假说

肿瘤由单一突变细胞增殖而来,即肿瘤是突变细胞的单克隆增殖细胞群,称为肿瘤的单克隆起源假说。肿瘤的细胞遗传学研究证实,几乎所有肿瘤都是单克隆起源,都起源于一个前体细胞,最初是一个细胞的一个关键基因突变或一系列相关事件导致其向肿瘤细胞转化,随后产生不可控制的细胞增殖,最终形成肿瘤。许多肿瘤细胞群都具相同染色体畸变和同工酶改变,这就是肿瘤发生的单克隆起源学说的证据。另外,肿瘤细胞学研究发现,同一肿瘤中所有肿瘤细胞都具有相同标记染色体,这也证明恶性肿瘤细胞的单克隆起源。

（二）二次突变假说

1971 年,美国遗传学家克努森（Knudson）在研究视网膜母细胞瘤的发病机制时,提出了著名"二次突变假说",即一些细胞的恶性转化需要两次或两次以上突变。第一次突变可发生在生殖细胞或由父母遗传而来,为合子前突变,也可发生在体细胞;第二次突变均发生在体细胞。二次突变假说对一些遗传性肿瘤,如视网膜母细胞瘤的发生做出了合理解释。遗传型视网膜母细胞瘤发病早,并多为双侧或多发,是因患儿出生时全身所有细胞已有一次基因突变,只需在出生后某个视网膜母细胞再发生一次突变(第二次突变),就会转变成肿瘤细胞,此种事件较易发生。非遗传型视网膜母细胞瘤发生则需同一个细胞在出生后积累两次突变,且两次都发生在同一基因座位,因而概率很小,发病较晚,不具有遗传性,并多为单侧发病。但该座位如已发生过一次突变,则较易发生第二次突变,这也是非遗传型肿瘤不是太少的原因。

(三)多步骤遗传损伤学说

肿瘤发生是一个多步骤、涉及多种相关基因协同作用的变异积累过程,在不同阶段涉及不同基因的激活与失活。基因的激活与失活在时间上有先后顺序,在空间位置上有一定配合,所以肿瘤细胞表型最终的形成是这些基因激活与失活共同作用的结果。大多数肿瘤发生与癌基因的激活和抑癌基因的失活有关,而肿瘤的转移与肿瘤转移基因及肿瘤转移抑制基因有关。

 探究与实践

癌基因的发现

1910 年,美国病理学家劳斯(Rous)把鸡肉瘤的无细胞提取液接种到健康的鸡身上,发现这些鸡也出现肉瘤,并从提取液中分离出能引起肉瘤的因子。该因子是一种反转录病毒,后来这种病毒被命名为劳斯肉瘤病毒(Rous sarcoma virus, RSV)。反转录病毒在感染宿主细胞时可以反转录为 DNA,并插入宿主细胞的基因组,随宿主细胞的 DNA 一起复制。研究发现,RSV 中含有一个负责在鸟类中诱导形成肿瘤并在培养时可转化成纤维细胞的基因,该基因被命名为 *src*,这是第一个被鉴定的病毒癌基因。之后科学家们惊讶地发现,在人或动物的正常细胞的基因组中含有病毒癌基因的同源序列。这些基因是人或动物细胞中固有的正常基因,是维持细胞正常生命活动所必需的基因,与病毒癌基因同源,但通常不被激活,这就是细胞癌基因,也称原癌基因。

请思考:①病毒癌基因的序列是野生型(未发生突变)还是突变型? ②细胞癌基因具备恶性转化能力时是野生型还是突变型?

1. 癌基因(oncogene) 癌基因是指存在于病毒、人或动物细胞基因组中能引起细胞恶性转化或具有恶性转化潜能的基因。癌基因可分为病毒癌基因和细胞癌基因两大类。病毒癌基因能引起细胞恶性转化。细胞癌基因是对细胞的增殖分化有着正常调控作用的正常基因。细胞癌基因本身无致癌活性,但具有恶性转化潜能,激活后成为具有致癌能力的癌基因。

(1)癌基因的功能与分类:目前已知的细胞癌基因超过 100 种,这些基因与细胞的生长、增殖等基本功能有关。按产物和功能细胞癌基因可分为：以 *sis* 为代表的生长因子类，以 *erb* 为代表的生长因子-受体类，以 *src* 和 *ras* 为代表的信号转导因子类，以 *myc* 为代表的核内转录因子类，编码细胞周期相关蛋白的相关基因及介导细胞凋亡的 *bcl2* 等。

（2）癌基因激活机制：细胞癌基因可通过某些机制激活，导致基因表达或过度表达，从而使细胞癌变。不同的癌基因激活机制不同，一般分为点突变、启动子插入、基因扩增和染色体断裂与重排四种。

2. 肿瘤抑制基因（tumor suppressor gene） 肿瘤抑制基因又称抗癌基因或抑癌基因，是一类抑制细胞过度生长与增殖，从而遏制肿瘤形成的基因。一对肿瘤抑制基因均丢失时，即该基因隐性纯合时，细胞就会发生癌变，因此肿瘤抑制基因也称为隐性癌基因。视网膜母细胞瘤基因是第一个被发现的抑癌基因。目前已鉴定的肿瘤抑制基因超过 100 种。

肿瘤抑制基因的主要失活机制包括点突变、缺失、启动子区 CpG 岛甲基化以及 miRNAs 等介导的基因沉默作用。

知识拓展

"基因组卫士"——肿瘤抑制基因 *p*53

*p*53 首次报道于 1979 年，距今已有 40 多年。该基因定位于 17p13.1，编码由 393 个氨基酸组成的、分子量为 53kDa 的核转录调节因子，被称为"基因组卫士"。*p*53 基因的突变失活常发生于结肠癌、乳腺癌、肝癌和肺癌等多种肿瘤中。在各种肿瘤中，*p*53 基因的突变和缺失频率可达 50%～60%。

肿瘤发生过程中，多种应急信号均能激活 *p*53，增加其稳定性，并使其浓度增高。这些改变使得 *p*53 能够在各种不利条件下忠实地守护着基因组。

目前已有不少基于 *p*53 的抗癌药物，如基因工程改造过的活病毒——重组人 *p*53 腺病毒等。

3. 肿瘤转移基因与转移抑制基因 肿瘤转移是指恶性肿瘤细胞由原发部位经淋巴管、血管或体腔等途径，到达其他部位继续生长。肿瘤转移是临床上许多恶性肿瘤常见的继发现象，是恶性肿瘤治疗失败和患者死亡的主要原因。

（1）肿瘤转移基因（metastatic genes）：是肿瘤细胞中可诱发或促进肿瘤细胞本身转移的基因。肿瘤细胞转移过程每一步都受到不同类型的肿瘤转移基因的调控，这些基因编码的产物主要包括各种黏附因子、细胞外基质蛋白水解酶、细胞运动因子、血管生成因子等。

（2）肿瘤转移抑制基因（metastatic suppressor gene）：是一类能够抑制肿瘤转移但不影响肿瘤发生的基因。这类基因能通过编码的蛋白酶直接或间接地抑制具有促进转移作用的蛋白,从而降低癌细胞的侵袭和转移能力。目前已知肿瘤转移抑制基因有 10 多种,主要包括参与细胞重要生理活动调节的基因如 *nm*23,基质蛋白水解酶抑制因子·基因如 *timp* 等,增加癌细胞免疫源性的基因如 *mhc* 等。

肿瘤是多步骤遗传损伤积累的产物。由正常细胞演化为结肠癌的过程大致可以分为六个阶段:上皮细胞过度增生、早期腺瘤、中期腺瘤、晚期腺瘤、腺癌和转移癌。此过程为肿瘤的多步骤遗传损伤学说提供了有力证据(图 8-1),即一个正常细胞要经过多次遗传损伤,涉及癌基因激活、抑癌基因失活等多个基因的变化,经过相应的多阶段演化,才最终形成恶性表型,即恶性细胞。恶性细胞在后续发展中将形成增殖优势,从而最终构成恶性肿瘤。

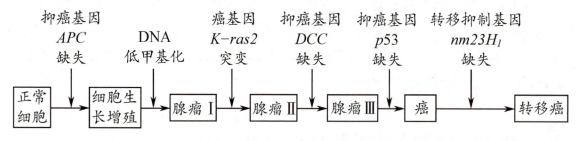

图 8-1　结肠癌发生的各个阶段和肿瘤相关基因的异常

三、肿瘤的治疗与预防

(一)肿瘤的治疗

肿瘤的治疗方法主要有手术治疗、放射治疗、化学治疗、免疫治疗、中医治疗等。

1. 手术治疗　手术治疗是治疗恶性肿瘤最重要的手段,对早、中期恶性肿瘤列为首选治疗方法。某些早期肿瘤经手术切除可完全治愈,患者长期存活。手术治疗应考虑手术创伤对全身或肿瘤发展的影响,重视适应证选择、术前准备和术后处理。

2. 放射治疗　放射治疗是肿瘤三大治疗手段之一,是用各种不同能量的射线照射肿瘤,以抑制和杀灭癌细胞的治疗方法。放射治疗可单独使用,也可与手术治疗、化学治疗等配合,作为综合治疗的一部分,可提高癌症的治愈率。

3. 化学治疗　化学治疗即用化学合成药物治疗疾病的方法,适用于中、晚期肿瘤的综合治疗。化学治疗是目前治疗肿瘤及某些自身免疫病的主要手段之一,但在治疗中患者普遍存在恶心、呕吐等不良反应。

4. 免疫治疗　免疫治疗是通过调动机体内部防御系统达到遏制肿瘤生长的目的的治疗方法。

5. 中医治疗　中医治疗采用清热解毒、软坚散结、活血化瘀、扶正培本等方法,配合放射治疗、化学治疗和手术治疗,可减轻不良反应,改善全身状态。

(二)肿瘤的预防

肿瘤的预防是指通过降低肿瘤发病率来降低肿瘤死亡率,包括通过远离各种环境致癌因素,预防肿瘤发生的相关感染因素,改变不良生活方式,适当运动,保持精神愉快,以及针对高危人群或癌前病变采用一定医疗干预手段降低肿瘤发病风险。

1. 肿瘤的一级预防（即病因学预防）　肿瘤的一级预防是指对一般人群消除或降低致癌因素,促进健康,防患于未然的预防措施。

2. 肿瘤的二级预防（即发病学预防）　肿瘤的二级预防是指对特定高风险人群筛检癌前病变或早期肿瘤,从而进行早期发现、预防和治疗,措施包括筛查和干预实验。

3. 肿瘤的三级预防　肿瘤的三级预防是指对现患肿瘤病人防止复发,减少并发症,防止致残,提高生存率和康复率,减轻由肿瘤引起的疼痛等。

第二节　免疫与遗传

免疫（immunity）是机体识别自己和非己、清除抗原性异物的一种生理功能。免疫系统有三大功能:①免疫防御,作用是抗感染;②免疫稳定,作用是清除自身衰老残损的细胞;③免疫监视,可以杀伤和清除异常突变细胞及病毒感染细胞。机体靠此功能可识别"自己"和"异己"成分,从而破坏与清除进入机体的抗原物质或机体本身产生的异常物质,以维持自身内环境的稳定。因此,免疫对机体起着重要的保护作用。但是免疫有时也有不利的方面,如过敏反应、自身免疫和移植免疫。当自身免疫产生的自身抗体和致敏淋巴细胞攻击自身靶抗原和组织,使其产生病理改变和功能障碍时,就形成自身免疫病（autoimmune disease）。免疫遗传学是应用遗传学原理或方法研究免疫的遗传机制的学科。

一、免疫的遗传因素

（一）红细胞抗原遗传

1900 年奥地利维也纳大学的兰德斯坦纳（Landsteiner）首次发现 ABO 血型系统,到目前为止,人类已发现 328 种红细胞血型抗原,这些抗原按 2019 年国际输血协会正式命名可分为 39 个血型系统。

血型系统中的抗原物质可用血清学方法检测。这些抗原由一个紧密连锁的基因座编码,与临床关系最密切的红细胞血型系统是 ABO 血型系统和 Rh 血型系统。

1. ABO 血型系统　该血型系统抗原物质由三组基因（I^A-I^B-i、H-h 和 Se-se）编码,I^A-I^B-i 位于 9q34.1-q34.2,H-h 和 Se-se 紧密连锁,位于 19 号染色体上。ABO 血型是正常人血清中已知唯一存在天然抗体的血型系统,A型血的人血清中天然存在抗 B 抗体,B型血的人血清中天然存在抗 A 抗体。ABO 血型抗原分子为跨膜糖蛋白,主要分布在红细胞膜上。ABO 血型有共同的前体物质——H,一种 L- 岩藻糖转移酶。

ABO 抗原物质分别由复等位基因 I^A、I^B 和 i 编码,位于 9 号染色体上。I^A 基因的编码产物为 N- 乙酰半乳糖胺转移酶,该酶的作用是将 N- 乙酰半乳糖胺转移到 H 抗原上形成 A 抗原。I^B 基因的编码产物为 D- 半乳糖转移酶,该酶的作用是将 D- 半乳糖转移到 H 抗原上形成 B 抗原。I^A、I^B 之间为共显性,即一个同时具有 I^A 和 I^B 基因的人血型为 AB 型,而 i 基因为隐性基因(无编码产物)。I^A/I^B 基因型的个体表现出共显性,既有 A 抗原,也有 B 抗原,形成 AB 型血型;i/i 基因型的个体既无 A 抗原,也无 B 抗原,形成 O 型血型;I^A/I^A 和 I^A/i 形成 A 型血型;I^B/I^B 和 I^B/i 形成 B 型血型。图 8-2 为 ABO 血型系统抗原合成途径示意图。

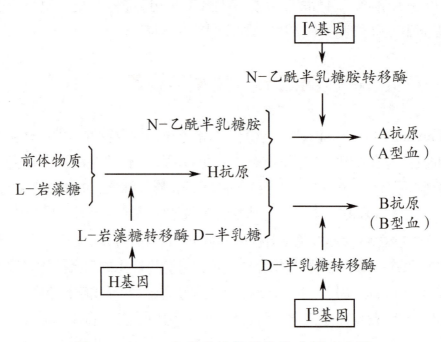

图 8-2　ABO 血型系统抗原合成途径示意图

2. Rh 血型系统　1940 年,兰德斯坦纳和威纳(Wiener)发现以恒河猴(Rhesus Macacus)红细胞免疫家兔,家兔的抗血清能够凝集约 85% 白种人红细胞,由此可将人群划分为 Rh 阳性(凝集者)和 Rh 阴性(不凝集者)两大类。与此相关的血型系统称为 Rh 血型系统。Rh 阳性者红细胞表面含有 Rh 抗原,Rh 阴性者红细胞表面不含 Rh 抗原,但体内也不含 Rh 天然抗体。Rh 阴性个体经 Rh 阳性红细胞致敏后可产生抗体。我国 Rh 阴性者的比例不到 1%,因此其血液也被称为"熊猫血"。

编码 Rh 抗原的基因位于 1p36.2-p34,包括 2 个紧密连锁的结构基因 *Rhd* 和 *Rhce*。*Rhd* 编码 D/d 抗原,*Rhce* 编码 C/c 和 E/e 抗原。理论上在人群中应该有 6 种抗原,即 C、c、D、d、E 和 e,但 d 抗原始终未被发现。研究表明,d 基因实际上是 D 基因的突变或缺失,为无效基因。在已发现的 5 种抗原中,D 抗原性最强,其次为 E、C、c、e。D 抗原为 Rh 血型系统的主要抗原,决定人类红细胞为 Rh 阳性和 Rh 阴性。红细胞表面有 D 抗原为 Rh 阳性个体(基因型定为 DD 或 Dd),既有 *Rhd* 基因,也有 *Rhce* 基因;红细胞表面无 D 抗原为 Rh 阴性个体,仅有 *Rhce* 基因(基因型定为 dd)。这些抗原均按共显性方式遗传。

3. 新生儿溶血症　新生儿溶血症由胎儿与母亲红细胞抗原不相容所引起。因胎盘渗血和分娩时胎盘剥离,少量胎儿红细胞可进入母亲血液。5%~10% 孕妇妊娠 2 个月时在血液中可找到胎儿红细胞,妊娠 7~9 个月时达 10%~20%。如胎儿从父源遗传红细胞抗原恰为母亲所缺,母亲就会被致敏而产生 IgG 抗体并通过胎盘屏障进入胎儿血液循环,导致胎儿红细胞大量凝集破坏,引起胎儿或新生儿免疫性溶血。新生儿溶血症大多为轻症,出生时无明显贫血,几天后逐渐出现贫血和黄疸,易误诊为新生儿生理性黄疸。少数重症病例可致死胎、流产或早产,或出生时即有贫血、水肿、肝脾肿大、腹水、心脏肿大,如不及时治疗,可死于心力衰竭。也可因大量胆红素渗入脑组织,引起核黄疸,核黄疸死亡率高,幸存者常有神经细胞发育、智力和运动能力障碍。

母儿 ABO 血型不合常发生于母亲为 O 型、胎儿血型为 A 型或 B 型时,所引起的新生儿溶血症一般症状较轻,通常不需要治疗。

母儿 Rh 血型不合所致新生儿溶血症常见于 Rh 阴性孕妇妊娠 Rh 阳性胎儿时,一般症状较重,常致宫内死亡或新生儿黄疸。D 抗原具有高度免疫原性,当输入 D 抗原阳性血液时,80% D 抗原阴性个体会发生免疫应答。Rh 阴性孕妇第一胎时产生抗 D 抗体效价较低,一般对胎儿无明显影响,如再次怀孕 Rh 阳性胎儿时,母亲抗 D 效价很快升高,并通过胎盘进入胎儿血液循环,与胎儿 Rh 阳性红细胞结合,导致 Rh 新生儿溶血症。故 Rh 阴性孕妇妊娠分娩次数越多,抗体产生越多,胎儿患病机会也越大,病情越重。

为预防 Rh 阴性母亲被 Rh 阳性胎儿致敏,可在 Rh 阴性母亲的第一胎 Rh 阳性婴儿出生后,给予母亲抗 D 血清制剂(Rh 免疫球蛋白),破坏其血液中的胎儿红细胞,以预防下一个 Rh 阳性新生儿出现溶血症。

(二)人类白细胞抗原遗传

人类白细胞抗原(human leukocyte antigen, HLA)是人类主要组织相容性抗原(major histocompatibility antigen, MHA),分布在所有有核细胞表面,因最先在白细胞上发现,所以称为白细胞抗原。这类抗原决定着机体组织相容性,对排斥应答起决定性作用。编码白细胞抗原的基因群称为主要组织相容性复合体(major histocompatibility complex, MHC),在人类称为 HLA 复合体或 HLA 系统。HLA 复合体位于 6p21.31,全长 3 600kb,已确定的基因位点有 224 个,其中 128 个为功能型基因,具有表达产物。

1. HLA 与疾病的关联　关联是指两个遗传性状在群体中实际同时出现的频率高于随机同时出现的频率的现象。HLA 系统是第一个被发现与疾病有明确关联的遗传系统。研究 HLA 与疾病的关联有助于某些疾病的辅助诊断、预测、分类以及预后的判断,并有助于疾病基因的分离和克隆。

2. HLA 抗原与器官移植　器官移植是临床重要的治疗手段,器官移植面临的最大难题之一是排斥反应。当供体和受体之间存在抗原差异时,受体免疫系统就能识别异己而引发强弱不等的排斥,此现象称为同种异体组织不相容性。在排斥反应中,HLA 系统作用最重要,其次是红细胞血型。HLA 的高度多态性决定了不同个体间差异的多样性,在人群中特别是在无血缘关系的人群中找到相同 HLA 的概率非常低。在进行器官移植前,供体必须进行严格组织配型,使受体和供体之间 HLA 尽可能相近,最大限度地减少排斥反应。

处于同一条染色体上的连锁基因群称为单体型(haplotype)。由于 HLA 基因的紧密连锁,使得每个 HLA 单体型能够完整地遗传给下一代,故子代总是得到一条父亲的单体型和一条母亲的单体型,因而亲子之间一定共有一条单体型,即 HLA 半相同。同胞间 HLA 相似性存在完全相同、半相同和完全不同三种情况。如以 ab 代表父的两个单体型,cd 代表母亲的两个单体型,那么子代就可能有 ac、ad、bc、bd 四种基因型,每种基因型机会各为 1/4,因而同胞间 HLA 完全相同的机会为 1/4,完全不同的机会也为 1/4,半相同的机会为 1/2。HLA 单体型分析说明,在进行器官移植时首先应在同胞中寻找 HLA 抗原完全相同的供体,如果是同卵双生子,理论上 HLA 完全相同,移植成功率为 100%;其次在同胞中寻找 1/2 相同者,或取其父母,因为肯定为 1/2 相同。在近亲婚配的家系中也会有较多机会找到 HLA 相近的供体,没有血缘关系的人之间则需要进行严格的 HLA 配型。

二、免疫性疾病的遗传机制

(一)遗传性免疫缺陷病

遗传性免疫缺陷病是指由于遗传因素而导致的免疫缺陷疾病,主要类型有抗体缺陷(B 细胞缺陷)、联合免疫缺陷、吞噬功能缺陷和补体缺陷四种。

(二)遗传性自身免疫病

自身免疫病是因正常免疫耐受功能受损导致免疫细胞及其成分对自身组织结构和功能的破坏并出现一定临床表现的一类疾病。遗传性自身免疫病是具有遗传基础的自身免疫病,部分为单基因遗传病,部分为多基因遗传病、染色体病,如重症肌无力、系统性红斑狼疮和类风湿关节炎等。

1. 重症肌无力　该病因抗乙酰胆碱受体抗体阻断神经－肌肉接头处乙酰胆碱受体功能,导致神经－肌肉接头传递受阻的自身免疫病,与 HLA-DR3 抗原相关。

2. 系统性红斑狼疮　该病是一种多器官受累的自身免疫病,为多基因遗传。

3. 类风湿关节炎　该病是一种以关节滑膜炎为特征的慢性全身性自身免疫性疾病,患者 HLA-DW4 型基因频率增高,该病易感性主要与编码 DR4 基因相关。

自身免疫病具有某些共性特征,如常呈慢性发作,多发于女性,血清中存在特异性或非特异性自身抗体。激素或免疫抑制剂治疗自身免疫病有一定疗效,但其发病机制仍不清楚,临床治疗效果不甚理想。

第三节　药物与遗传

不同个体对某一药物可产生不同反应,甚至可出现严重不良反应,此现象称为个体对药物的特异质（idiosyncrasy）。药物代谢的各个环节都与酶、受体和其他蛋白质的作用有关。了解遗传因素对药物代谢和药物反应的控制机制，特别是因遗传因素引起异常药物反应的分子基础，对临床正确用药、掌握用药个体化原则、降低毒性、提高药效、减少不良反应、防止各种与遗传相关异常药物反应具有重要意义。

一、药物代谢的遗传基础

遗传因素对药物代谢的控制主要包括以下几个方面。

（一）药物的吸收和分布

药物在体内吸收、分布、代谢和排泄的过程取决于遗传因素。吸收是指药物从给药部位进入体内的过程。吸收后的药物分布于不同器官和组织的血管中。如胃黏膜缺乏一种称为内因子的黏蛋白时，会影响机体对维生素 B_{12} 吸收，维生素 B_{12} 缺乏会造成红细胞成熟障碍，使个体罹患幼年型恶性贫血。药物体内代谢过程的各个环节都与酶的作用有关。酶的合成受基因控制，基因突变可导致某些酶的缺陷，从而影响药物代谢，用药后可出现罕见的药物不良反应，常规剂量即可因酶缺陷使药物蓄积而中毒。

（二）药物对靶细胞的作用

进入机体内的药物通过与靶细胞受体结合而产生效应。药物作用于靶细胞要通过受体，靶细胞受体异常或缺乏都会使药物不能发挥正常作用。

（三）药物的降解与转化

进入机体内的药物，其降解和生物转化是一系列复杂的生化反应过程，需要经过多步酶促反应方能发挥药效和最终排出体外。药物的降解和生物转化所需酶的活性如果降低，会导致药物或中间代谢产物积累，损害细胞正常功能；如果酶的活性升高，则降解速度过快，达不到有效浓度。大部分药物在肝脏中经转化失去活性，如与药物转化和分解相关的酶出现异常，则会影响药物的正常代谢。

（四）药物的排泄

药物的排泄是指经降解和生物转化后的药物和代谢产物最后被排出体外的过程。机体排泄药物的主要器官是肾脏，胆汁、汗腺、乳腺、唾液腺、胃肠道和呼吸道等也可排出某些药物。遗传基础不同的人，其药物排泄速率也不同，故相同剂量药物在不同病例中会有不同疗效和不良反应。

二、药物代谢的遗传变异

（一）无过氧化氢酶血症

过氧化氢（H_2O_2）临床常用于外科创面清洗和消毒，具有抗菌除臭的作用。正常情况下，H_2O_2 接触创口时可在组织中过氧化氢酶的作用下迅速分解，释放出氧气，使创面呈鲜红色,并有泡沫产生。无过氧化氢酶血症患者在应用 H_2O_2 消毒创面时,创面变成棕黑色,且无泡沫形成。这是因为患者红细胞中缺乏过氧化氢酶,不能分解 H_2O_2 放出氧气,故无气泡产生。H_2O_2 将伤口渗血中的血红蛋白氧化成棕黑色高铁血红蛋白,致使创面变成棕黑色。研究发现,无过氧化氢酶血症患者在不接触 H_2O_2 时一般无临床症状,但 50% 患者易患牙龈溃疡、坏疽、牙龈萎缩、牙齿松动等。

无过氧化氢酶血症的发病有种族差异性。黄种人发病率较高,日本某些地区人群发病率高达 1%,我国华北地区发病率约为 0.65%。家系调查分析结果表明,无过氧化氢酶血症遗传方式为常染色体隐性遗传。

（二）琥珀胆碱敏感性

琥珀胆碱为肌肉松弛药,是外科手术麻醉辅助药。一般情况下,琥珀胆碱在人体内作用时间很短,99% 患者在静脉注射常规剂量该药后,呼吸暂停仅持续 2～3min 即可恢复正常,2～6min 后肌肉松弛现象即消失。但少数患者用药后呼吸停止持续 1h 以上,严重者可致死亡,此现象称为琥珀胆碱敏感性。在不使用该药物的情况下,患者不表现任何症状。

（三）异烟肼慢灭活

异烟肼是临床首选抗结核药,在人体内主要通过 N- 乙酰转移酶转化成乙酰化异烟肼而灭活。人群中异烟肼灭活包括 2 种类型:一类称为快灭活者,在我国人群中约占 49.3%,口服标准剂量异烟肼后,血中异烟肼半衰期为 45～80min;另一类称为慢灭活者,在我国人群中约占 25.6%,半衰期为 2～4.5h。

（四）葡萄糖 -6- 磷酸脱氢酶缺乏症

葡萄糖 -6- 磷酸脱氢酶缺乏症（G-6-PD）是热带、亚热带地区常见遗传病,在北纬 30° 以南高发。患者一般无症状,仅在进食蚕豆或服用伯氨喹类药物后出现血红蛋白尿、黄疸、贫血等急性溶血反应,故又称为蚕豆病,为 X 连锁不完全显性遗传。

目前约有数十种药物和化学制剂可引发患者药物性溶血,其中常用药物有磺胺、阿司匹林和呋喃类等。有些药物本身并不具有溶血作用,但其代谢产物可诱发溶血。G-6-PD 患者应禁用或慎用可诱发溶血的药物。

本章小结

肿瘤与遗传的密切联系主要包括肿瘤具有家族聚集现象、肿瘤的发病率有种族差异、遗传性肿瘤以及肿瘤的遗传易感性等。癌基因是能引起细胞恶性转化的基因。抑癌基因、肿瘤转移基因、肿瘤转移抑制基因在肿瘤发生和发展过程中起着重要作用。免疫的遗传因素主要包括红细胞抗原遗传和白细胞抗原遗传。药物代谢包括药物的吸收和分布、对靶细胞的作用、药物的降解与转化、排泄的过程。

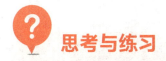 **思考与练习**

一、名称解释

1. 癌基因

2. 抑癌基因

3. 肿瘤

4. 基因工程

5. 克隆技术

6. 生物芯片

二、填空题

1. 癌基因分_____和_____两类,第一个发现的癌基因是_____。

2. 大多数肿瘤发生与_____的激活和_____的失活有关。

3. Rh 溶血好发于母亲是_____而新生儿是_____的组合。

4. 同胞之间的 HLA 相似性存在三种情况:_____、_____和_____。

三、简答题

1. 癌基因常见的激活方式有哪些?

2. 有关肿瘤发生的遗传机制有哪些主要学说?

3. 简述恶性肿瘤发生的多步骤遗传损伤学说。

（刘　鹏）

第九章 | 遗传咨询与优生优育

09章 数字内容

第一节 优 生 优 育

我国是世界上的人口大国，也是出生缺陷高发国家。父母都希望自己的孩子既健康又聪明，希望能把自己身上优良的遗传素质传递给子女。因此，优生是人类共同的心愿。

一、优生学的概念与分类

（一）优生学的概念

优生学（eugenics）是指应用遗传学的原理、方法，或通过改善个体发育环境，从而改善人类素质的学科。优生学的目的是在社会、文化和伦理的支持下，以生物学、医学、遗传学和环境学为基础，通过优生咨询、产前诊断、辅助生殖技术等方法，提高人类出生素质。

（二）优生学的分类

优生学可分为正优生学、负优生学和新优生学三类。

1. 正优生学（positive eugenics） 正优生学是研究如何增加人群中有利的基因频率，从而促进智力和体力优秀个体的繁衍。目前临床上所采取的辅助生殖技术如人工授精、体外受精－胚胎移植等均属正优生学。

2. 负优生学（negative eugenics） 负优生学是研究如何降低人群中有害的基因频率，

从而减少或阻止遗传病患儿出生。负优生学的主要措施反映在遗传病的预防和治疗的策略与方法中。

3. 新优生学　新优生学是优生学应用于遗传病诊断、防治、优生优育领域的一门交叉学科,核心内容包括遗传咨询、产前诊断和选择性流产。

 知识拓展

出生缺陷及三级预防

出生缺陷是指婴儿出生前发生(非分娩损伤所引起的)的身体结构、功能或代谢异常,包括先天畸形、先天性代谢病、染色体异常、先天性宫内感染所致的异常等。

出生缺陷的一级预防在孕前,旨在降低出生缺陷率,是病因还没有发挥作用前所做的病因阻挡;二级预防在孕期,是在发病前进行早期发现、早期诊断和早期干预的三早措施,目的是减少缺陷儿的出生;三级预防是通过新生儿检查和筛查等措施,尽早诊断、尽早治疗,使出生缺陷儿得到及时治疗。

二、优生优育的途径与方法

优生优育的途径是进行优生优育咨询,即以优生学研究成果为指导,对有关优生优育的问题提出科学合理的建议,以促进优生优育工作的普及。根据个体发育的各个阶段,优生优育咨询的主要内容如下。

1. 婚配期

(1)择偶:注意双方身体和文化素质,了解双方是否患有某些遗传病,是否有不良生活习惯如吸毒、长期吸烟、酗酒等。

(2)婚前检查:《中华人民共和国母婴保健法》规定,对准备结婚的男女双方可能患影响结婚和生育的疾病进行医学检查。

2. 孕期与胎教

(1)做好孕前准备:生育是人生中的一件大事,在怀孕之前要注意了解优生优育的相关知识,掌握优生优育方法。

(2)避免高龄生育:女性最佳生育年龄为 25~30 岁。尽管男性的生育年龄可以适当放宽,但一般不宜超过 45 岁。

(3)孕期保健:怀孕期间不可滥用药物,应该适当休息,适当运动,科学饮食,精神愉快,摒弃不良习惯如吸烟、酗酒等。重视体检,以便及时消除可能出现的隐患。远离有毒有害物质。

（4）重视胎教：促进胎儿良好发育。

3. 围产期 围产期保健是指产前、产时和产后的一段时间内对母亲、胎儿和新生儿进行一系列的保健工作，使母亲健康，胎儿、新生儿的成长发育受到保护。

4. 哺乳期

（1）提倡母乳喂养：保障婴儿身心正常发育，促进母婴感情交流和女性的产后恢复。

（2）提倡母亲自己抚养：母亲自己抚养有利于婴幼儿身心健康发展，巩固婴幼儿与父母的感情联系。

5. 孩童期 进行适量的学前启蒙教育，采用正确的教育方法，使孩子养成良好的生活习惯，培养孩子独立人格与性格，协调好"学校（幼儿园）－家庭－社会"的各种关系。

 知识拓展

影响优生的非遗传因素

影响优生的非遗传因素主要有物理因素、化学因素、生物因素、药物因素、营养因素和不良嗜好等。这些因素可直接或间接地影响胚胎及胎儿的正常生长发育。物理因素主要有电离辐射、高温、噪声、振动等，其中电离辐射是最严重的物理致畸因素；化学因素主要有化学工业物质（如有毒重金属、二硫化碳、汽油、苯类、甲醛等）、农药等；生物因素主要有病毒（如风疹病毒、巨细胞病毒、单纯疱疹病毒等）、细菌、寄生虫等病原体，以病毒较为常见；不良嗜好主要有吸烟、酗酒、吸毒等。

第二节 遗 传 咨 询

一、遗传咨询的概念和意义

遗传咨询（genetic counseling）是指由从事医学遗传的专业人员或咨询医师，对咨询者提出的各种遗传疾病的发病原因、遗传方式、诊断、预后、复发风险、防治等予以解答，并就咨询者提出的婚育问题提出建议和具体指导。遗传咨询是在一个家庭范围内预防严重遗传病患儿出生的最有效方法。

遗传咨询作为预防遗传疾病的一种手段，必须建立在正确诊断的基础上，通过家庭中的先证者（首先发病的病人）入手，明确病因，进行家系调查和系谱分析，估计遗传疾病的遗传方式和子代发病的可能性，并给予建议和指导。

二、遗传咨询的对象与内容

（一）遗传咨询的主要对象

1. 年龄超过 35 岁的孕妇。

2. 生育过先天畸形者。

3. 有不明原因的流产史、死胎史及新生儿死亡史的夫妇。

4. 先天性智力低下者及其血缘亲属。

5. 有遗传病家族史的夫妇。

6. 有致畸因素接触史的孕妇。

7. 原发闭经和原因不明的继发性闭经者。

8. 生育过因母子血型不合引起的核黄疸致新生儿死亡者。

9. 近亲婚配者。

（二）遗传咨询的内容

1. 婚前咨询　婚前咨询包括：男女双方或一方或亲属中有遗传病或先天畸形患者，担心婚后会出生同样遗传病患儿；双方中一方患有某种疾病，但不知是否是遗传病，可否结婚，能否传给后代，如果结婚对后代的影响有多大；双方有一定的亲属关系，能否结婚，对后代有无影响等。

2. 生育咨询　生育咨询包括：婚后不孕是否有遗传因素；女方为习惯性流产，是否可再生育，应采取什么措施；已生育过一个遗传病患儿，如再生育，是否会患同种病，概率是多少；双方之一或亲属中有某种遗传病患者，他们生育的后代是否会患同样的遗传病，概率是多少；孕期接触过致畸剂、放射线或某些化学物质，是否影响胎儿的健康发育；双亲正常，为何生出有遗传病的患儿，应如何治疗和预后等。

3. 一般咨询　一般咨询包括：亲子鉴定；两性畸形者如何转变性别，能否结婚、生育；本人或亲属所患畸形或疾病是否为遗传病；已生过遗传病患儿者是否可以再生第二胎；遗传病的预防和治疗方法等。

三、遗传咨询的步骤

（一）明确诊断

1. 询问病史

（1）首先询问先证者病史：详细询问先证者自觉症状、发病年龄、发病原因、有害因素接触史，以及父母双方的血缘关系、父母的职业，特别是母亲怀孕前 3 个月有无接触有害因素，如射线、农药、有害化学物质、有毒气体；有无慢性病史，如肝炎、糖尿病、肾病、高血压等；有无病毒感染史；有无缺氧、高热及用药史，如镇静催眠药、四环素、氯霉素、烷化剂等；母亲是否生过畸形儿、遗传病患儿、有无自然流产史等。

（2）随访：一般来说，初次遗传咨询不可能解决某种遗传病防治方面的全部问题，所以需要进行随访。咨询医师应了解咨询者还有什么问题需要帮助。咨询者对某些问题不理解，以致在防治上无法做出决定或做出错误决定，咨询医师在随访时应加以指导、解释，纠正错误。利用随访的机会扩大对家庭成员的调查，进一步了解家庭中的病情，以便有效地预防遗传病在家系中发生。

（3）询问家族史并绘制系谱：询问家族史时，应从患者的同胞开始问起，然后分别沿父系和母系追问，尤其不要遗漏先证者的一级亲属（指父母、子女、同胞兄妹），将上述情况绘制成系谱。系谱中不仅包括患病个体，也包括全部的家族成员。

2. 临床检查　按一般临床要求进行检查，特别要注意皮肤纹理的检查。

3. 实验室检查　实验室检查包括血常规、尿常规、生化指标检查、遗传代谢病筛查、染色体核型分析和分子遗传学检查等。

（二）确定遗传方式

从医学遗传学的角度来看，人类遗传病可分为单基因遗传病、多基因遗传病、染色体病等多种类型，需要熟知这些疾病的特点才能实际应用，正确地评估各种遗传病的再发风险。在判定是否为遗传病或是哪种遗传病时，应注意遗传病与先天性疾病、家族性疾病的区别，要仔细核查生产史（有无产伤、婴儿窒息等）及妊娠期有无接触放射线、有毒化学物质及药物。无家族史也不能排除遗传病，因为一方面隐性遗传疾病往往追溯不到家族史，另一方面也有可能患者是由于基因突变引起的。有些遗传病是迟发的，甚至几十岁才发病，对这些尚没有充分的临床表现者，不能仓促判定是否为非遗传病。

（三）评估再发风险

再发风险是指曾生育过一个或几个遗传病患儿，再生育该类患儿的概率。由于遗传病对后代的危害很严重，有些是致残、致愚甚至致死性的，故应对准备生育的咨询者做出再发风险的估计。

再发风险的估计一般用百分率（%）或比例（1/n）来表示。风险高低是相对的，一般认为 10% 以上属高风险，5%～10% 为中风险，5% 以下为低风险。遗传病再发风险的表述不同，可对咨询者产生不同的心理效应。例如，一位 40 岁女性咨询生育 21-三体综合征患儿的概率，如果被告知"发病风险约为 1%"，她会认为风险小、很安全；但如果被告知"比年轻妇女高 10 倍"，她可能就选择不再生育或愿意进行产前诊断。

（四）提出对策和方法

患者或其家属通过遗传咨询，希望得到明确的答复和指导，这是他们恳切的愿望。因此，在准确诊断、评估遗传病的再发风险后，医生应向咨询者提供建议和应采取的措施，包括劝阻结婚、避孕、绝育、人工流产、人工授精、产前诊断、积极治疗以改善症状等。咨询医生只提出可供咨询者选择的若干方案，并陈述各种方案的优缺点，让咨询者本人做出抉择，而不应代替咨询者做出决定。

总之,遗传咨询是一项错综复杂的工作,从事这项工作的专业人员或医师不仅要具备丰富的知识,还要具有高度的责任感和同情心;在咨询过程中要细致调查,认真分析,掌握咨询者的心理状态和态度,考虑他们的心理承受能力;提问或回答问题时应注意科学性和咨询的技巧性,要运用通俗语言,少用专业性语言;对再发风险估计,要避免"绝对"的答复;在提出预防再次生出患儿的各种对策时,不应使用强迫命令,而是对所有对策(包括有利的和不利的)进行解说,以供他们自己做出恰当的选择。

本章小结

　　优生学是应用遗传学的原理、方法或通过改善个体发育环境,从而改善人类素质的学科。遗传咨询是由从事医学遗传的专业人员或咨询医师,对咨询者提出的各种遗传疾病的各种问题予以解答,并提出建议和具体指导。

思考与练习

一、名词解释

1. 优生学
2. 正优生学
3. 负优生学
4. 遗传咨询

二、填空题

1. 优生学可分为_____、_____和_____三类。
2. 优生优育的方法包括_____、_____、_____、_____等。
3. 遗传咨询的步骤包括_____、_____、_____、_____等。

三、简答题

1. 遗传咨询的意义是什么?
2. 遗传咨询的主要对象有哪些?

（刘文芳）

第十章 │ 遗传与环境

10章 数字内容

第一节　环境是人类生存发展的物质基础

在人类漫长的发展进化中,人与自然环境逐渐形成了一个统一的体系。在这个体系中,人与生物都要适应并生活在一定的自然环境中,从环境中不断摄取营养物质和能量,并受自然环境的限制;同时,人类的活动又影响着自然环境。人类的活动对地球环境的影响日益扩大,出现了全球性人口、粮食、资源、能源和环境等危机问题。

一、自然环境是人类及生物生存发展的物质基础

人类和生物生活总会受到自然环境中多种生态因素的影响,这些因素主要包括阳光、水、土壤和大气等多种自然环境条件(即非生物因素)。自然环境是人类和生物生存发展的物质基础,同时也是影响人类疾病发生的重要因素。

1. 阳光　阳光是地球生命的最初能源。在阳光下,植物能进行光合作用,制造有机物并储存能量,人类和其他生物都直接或间接依赖植物而生存。

2. 水　水是人类及生物体的重要组成,构成一切生命有机体组织内环境,参与人类和生物体内外环境物质运输和交换。因此,没有水就没有生命。

3. 土壤　人类和陆生生物生存都直接或间接依赖于土壤。土壤中储存着人类和生物所必需的多种元素与营养物质。多数植物生长发育最适宜的土壤 pH 为 5.5～6.9,过酸

过碱都不利于植物生长。土壤还是大多数生物的栖息场所。

4. 大气　大气是由氮气、氧气、二氧化碳以及少量水蒸气、惰性气体等多种物质组成的混合物。氧气是人类及绝大多数生物所必需的,人类和生物通过有氧呼吸,分解有机物提供能量,保证生命活动进行。

5. 温度　人类和生物的新陈代谢需要在适宜的温度范围内进行,温度对人类和生物的生存、生长发育、生殖、行为活动及分布等都有重要影响。

 知识链接

温室效应与全球变暖

温室效应(greenhouse effect)是指大气通过对辐射的选择吸收而使地面温度上升的效应。能够促使地球气温升高的气体被称为温室气体(greenhouse gas,GHG),主要有二氧化碳(最多,约占75%)、氯氟代烷(占15%~20%),及甲烷、臭氧、一氧化氮等。随着大规模工业化生产和人口的急剧增加,人类向大气中排入的二氧化碳等温室气体逐年增加,大气层温室效应增强,使地球发生气温升高和全球变暖。

全球变暖将会导致海平面上升、病虫害增加、土地沙漠化、灾害天气频繁等严重后果。全球变暖所产生的一系列自然环境与社会问题已引起全世界的密切关注。

二、生态系统、生态平衡及生态失衡

(一)生态系统

生态系统(ecosystem)是指在一定时间和空间范围内,在人类及各种生物间以及生物与自然环境间通过能量流动(植物光合作用固定太阳能并逐级流动)和物质循环(如C、H、O、N、P等元素生物地球化学循环)相互作用形成的一个自然系统。例如,生物圈是地球上最大的生态系统,包括地球上所有生物及其无机自然环境。小的生态系统可以是一片森林、一块草地、一个池塘、一块农田等。因此,人类及生物群落与自然环境相互作用、形成一个整体。

(二)生态平衡

生态平衡(ecological balance)是指生态系统中物质循环和能量流动保持稳定的动态平衡状态。在各种类型的生态系统中,非生物的物质和能量、大量的植物、动物和微生物等组成成分之间通过物质和能量的联系形成相对稳定的动态平衡结构,即生态系统具有自动调节的能力,也称自净作用。

(三)生态失衡

生态失衡是指外来干扰因素超过生态系统自我调节限度,生态平衡遭到破坏的过程。

破坏生态平衡的因素包括自然因素和人为因素。自然因素是指多种自然灾害,如火山爆发、海啸、台风、地震和流行病等。人为因素是指人类活动对自然环境资源不合理利用和生产活动所产生的环境破坏、环境污染等。当前全球范围内的环境正在持续恶化之中,在引起生态失衡的原因中,尤以人为因素的破坏最为严重。如工业生产排放的"三废"(废水、废气、废渣)、粉尘、放射性物质以及产生的噪声、振动、恶臭和电磁辐射,交通运输活动产生的有害气体和液体、噪声,工农业生产和居民生活使用的有毒有害化学品,城镇生活排放的烟尘、污水和垃圾等。

人类过度利用和破坏自然环境导致了自然环境的生态平衡失调,从而直接或间接威胁到人类自身的健康与生存发展,因此人类必须注意环境保护,实现人与自然友好相处、和谐发展。

三、食物链的基本概念

在生态系统中各种生物之间由于食物关系而形成的一种联系称为食物链(food chain)。在食物链中,绿色植物为生产者,其他动物为消费者。

在生态学研究中,一般把食物链分为以下三种类型:

1. 捕食链 捕食链是指以活的动植物为起点的食物链,如绿色植物→食草动物→小型食肉动物→大型食肉动物。

2. 寄生链 寄生链是指生态系统中一些营寄生生活的生物之间存在的营养关系,如人体→寄生虫。

3. 腐生链 腐生链即腐生性食物链,又称分解链,是指从死亡的有机体被微生物利用开始的一种食物链,如动植物尸体→营腐生生活的微生物。

在生态系统中,只有通过食物链才能够实现物质循环和能量流动。

四、食物链的生物富集作用

人类在利用和改造自然环境过程中总会产生影响环境的有毒有害物质,并有意、无意地向生态系统中排放,其中部分物质在生态系统物质循环过程中可能通过生物富集作用在食物链最顶端的生物中积累,并对人类及其他生物产生伤害。

生物富集(bioconcentration)是指生物从周围环境中吸收并积累低浓度的某元素或难分解化合物,通过食物链转运和蓄积达到高浓度的能力。即从周围环境蓄积某元素或难分解化合物,使生物有机体内该物质浓度超过环境中浓度的现象,又称生物浓缩。

环境中各种物质进入生物体后,参与到新陈代谢活动中,部分生命必需物质参与生物体的组成,多余及非生命必需物质很快分解并排出体外,仅有少数不易分解的物质蓄积在体内。化学污染物在沿食物链转移过程中通过生物富集作用,每经过一种生物体,其残留的浓度就有一次明显提高。位于食物链最高端的人类接触的污染物最多，所受到的危害也最大。

生物富集作用阐释了物质在生态系统内迁移转化的规律，对研究、评价和预测污染物进入生物体后可能造成的危害、利用生物体对环境进行监测和净化等工作具有重要意义。

第二节　遗传与环境的关系

生物生存离不开适宜的环境，生物的性状表现与环境有密切的关系。生物遗传性状的产生是遗传物质作用的结果，也与环境因素相关，某些性状或疾病的表现常常是遗传和环境共同作用的结果。

一、遗传物质的损伤

遗传物质损伤是指因环境有害物质的影响，使人类遗传物质在量和质上发生改变，从而导致遗传性状上的异常。遗传物质自发变异与遗传物质损伤在发生原因和后果上相异，但对遗传物质改变的本质相同，差别在于程度。

诱变因子是指自然界和人类生产活动中产生的能导致遗传物质损伤的各种因素，主要有物理因子、化学因子和生物因子。

（一）物理因子

物理因子中电离辐射致损伤作用最明显。能够引起遗传物质损伤的射线主要有两大类：一类是波长极短的电磁波射线，如 X 射线和 γ 射线；另一类是高能量的基本粒子，如 α 粒子、β 粒子和中子。自然界中存在着各种各样来自宇宙或地球上某些放射性物质的射线（即本底辐射），但剂量极微，不足以对人体健康构成威胁。大量的射线来自人类活动，如医疗用放射线和工业放射性物质。

电离辐射不仅可以引起 DNA 损伤，也可以引起染色体损伤。染色体损伤多发生于间期细胞，如间期中 G_1 期或 S 期，由于这时的 DNA 开始或完成复制，电离辐射会促使染色体单体型畸变，包括染色体单体断裂、染色体单体互换和染色单体裂隙等。

（二）化学因子

环境中的化学污染物很多属于化学致损伤剂。如在工业生产、交通运输及食品制作中产生的多环芳烃类污染物，该类物质进入人体代谢生成环氧多环芳烃，可进入细胞核作用于 DNA。另外，杀虫剂中的乙酯杀螨醇、药物中的丝裂霉素等都可致染色体畸变。

（三）生物因子

微生物可使宿主染色体发生畸变，尤其是一些致病病毒，如劳斯肉瘤病毒、风疹病毒、带状疱疹病毒可导致染色体畸变。肝炎病毒、麻疹病毒、腮腺炎病毒等也可以引起染色体损伤，主要类型为断裂和重排，可见到部分染色体丢失。风疹病毒、巨细胞病毒、疱疹病毒、弓形体、梅毒螺旋体等可引起胎儿发育畸形。

遗传物质损伤可引起遗传病、先天畸形、流产、死胎及癌症。环境中的有害物质可使生殖细胞的基因和染色体受损，从而使后代发生畸形，40%自然流产可见到染色体畸变。

减少遗传物质损伤最根本的措施是人类对自身所处环境的重视和科学应对。一方面要从立法、科研、公民意识等方面加强对环境的保护。另一方面要注意加强自我防护，如孕妇在传染病流行期间尽量不到公共场所，避免从事接触有毒有害物质的劳动等；从事接触放射线的工作者应认真做好防护；生活中不食用变质、霉变食物，少食用腌制、烟熏的食物；自觉杜绝吸烟、酗酒等不良嗜好等。

二、遗传与环境

人类赖以生存的外界环境中存在着各种物质，这些物质往往具有各种复杂的构成，从而形成了不同的环境状态，并对人体健康产生一定作用。

生物性状的表现是遗传因素和环境因素共同作用的结果，遗传因素是内因，环境因素是外因。遗传物质改变可引起多种类型的遗传病，环境的影响也可能诱发遗传疾病。例如，各种环境因素直接或间接作用于体细胞遗传物质，引起染色体或 DNA 的改变，由此造成体细胞发生性状改变、无限制增殖，形成恶性肿瘤。电离辐射、药物、病毒感染等多种环境因素可能导致先天畸形、智力低下、身材矮小、性别畸形、先天性代谢缺陷等多种遗传病。因此，遗传疾病与环境因素密不可分。

本章小结

自然环境是人类及生物生存发展的物质基础，包括阳光、水、土壤、大气、温度等多种自然环境（即非生物因素）。生态系统具有自动调节能力，也称生态自净作用。生态失衡是指外来干扰因素超过生态系统自我调节限度，生态平衡遭到破坏的过程。环境与遗传密切相关，环境恶化导致遗传疾病发病率的上升。

 思考与练习

一、名词解释

1. 环境污染
2. 生物富集
3. 生态平衡
4. 生态失衡

二、填空题

1. 自然环境是人类及生物生存发展的物质基础,它包括_____、_____、_____、_____和_____。

2. 自然界和人类生产活动中产生的能导致遗传物质损伤的因子,统称为_____。

三、简答题

1. 环境所造成的遗传物质的损伤有哪些?

2. 简述遗传与环境的关系。

（仲小虎）

实　验　指　导

实验一　显微镜的结构与使用

【实验目的】

1. 掌握光学显微镜的使用。

2. 熟悉光学显微镜的结构、功能及保护方法。

3. 培养严谨求实的科学态度。

【实验准备】

1. 器械　光学显微镜、示教标本片等。

2. 物品　香柏油、二甲苯、擦镜纸等。

3. 环境　医学遗传学实验室。

【实验学时】

2学时。

【实验方法与结果】

（一）实验方法

1. 认识显微镜的结构　光学显微镜的基本结构分为机械部分和光学部分两部分（实验图1-1）。

（1）机械部分

1）镜座：位于显微镜最下部，呈马蹄形或方形，起稳定和支持镜体的作用。

2）镜柱：为镜座向上直立的短柱，连接镜臂与镜座。

3）镜臂：为位于镜柱上面、弯曲呈弓形的结构，是取送显微镜时的手握部分，其上下两端分别有镜筒和载物台。

4）镜筒：为连接于镜臂上方的圆筒状结构。部分显微镜镜筒内有一抽管，可适当抽长。镜筒上端装有目镜，下端连有物镜转换器。安装目镜的镜筒通常有单筒型和双筒型两种。

5）载物台：为自镜臂下端向前伸出的方形平台，用于放置标本。台中央有一个圆孔，称为通光孔。载物台上装有标本推动器和压片夹，可固定并推动载玻片。

6）物镜转换器：为连接于镜筒下端的圆盘结构，有3~5个物镜孔，用于安装不同倍数的物镜。旋转物镜转换器可更换不同倍数的物镜。

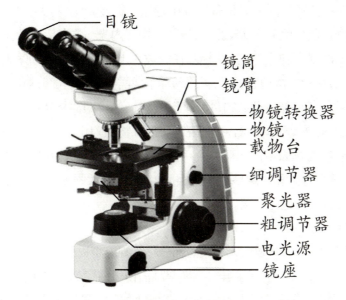

目镜

镜筒
镜臂

物镜转换器
物镜
载物台

细调节器

聚光器

粗调节器

电光源

镜座

7）调节器：为位于镜臂上的两种可转动的螺旋结构，一大一小，能使镜筒或载物台上下移动，调节焦距。大螺旋为粗调节器，转动时升降快，可使载物台做较大幅度移动，通常在使用低倍镜时用它快速寻找物像。小螺旋为细调节器，转动时升降缓慢，一般用于调节高倍镜和油镜分辨物像清晰度时使用。

（2）光学部分

1）目镜：装于镜筒上端，一般备有不同放大倍数的目镜 2～4 个，上面刻有 5×、10×、15× 等符号，表示其放大倍数。有的目镜中装有指针，用于指示视野中标本的某一部分。

2）物镜：装在物镜转换器上，一般分为低倍镜、高倍镜和油镜三种。4×、10×、20× 为低倍镜，40× 为高倍镜，100× 为油镜。低倍镜用于搜索观察对象及观察标本全貌，高倍镜用于观察标本某部分或较细微的结构，油镜用于观察微生物或动植物更细微的结构。每个镜头上都有相应的标记，如 10/0.25 和 160/0.17 在某一物镜上表示该物镜放大倍数为 10 倍，数值孔径（镜口率）为 0.25，所要求的镜筒长度为 160mm，盖玻片的厚度为 0.17mm。

3）聚光器：位于载物台通光孔下方，由一组透镜组成，作用是将反光镜反射的光线聚集，通过通光孔集中射向标本，以增加亮度。有的聚光器一侧有一螺旋，能使聚光器升降以调节光线强弱。

4）反光镜或电光源：是显微镜获得光源的装置，位于聚光器下方，可向各个方向转动，使从各个方向来的光线反射入聚光器。反光镜有两面，一面为平面镜，一面为凹面镜。凹面镜有聚光作用，适用于光线较弱时；平面镜只有反射作用，适用于光线较强时。现在常用显微镜多为电光源。

5）光圈：位于聚光器下方，由多个金属片构成。光圈的外侧有一小柄，移动小柄可扩大或缩小光圈，以调节亮度。

2. 显微镜的使用方法

（1）低倍镜的使用方法

1）取镜：打开显微镜箱，右手握镜臂，左手托镜座，取出显微镜。

2）安放：轻放于实验桌上自己的左前方，镜臂朝向自己，镜座后端距桌边 5cm 左右。

3）对光：先旋转粗调节器，使镜筒升高或载物台降低，再转动物镜转换器，使低倍镜对准通光孔

（注意：当对准时，物镜转换器与固定夹相碰会发出轻微的振动声）。打开光圈，上升聚光器，双眼睁开，用左眼对准目镜进行观察，用手转动反光镜，调节至视野内光线均匀明亮为止。

4）置片：先取出标本片仔细观察，认清标本在载玻片上的位置、正反面和标签，然后将有标本的一面向上置于载物台上，用标本推动器固定，再移动标本使需要观察的部分对准通光孔的中央。

5）调焦：从侧面注视低倍镜，同时旋转粗调节器，使低倍镜距离标本约0.5cm。然后用左眼从目镜中观察视野，慢慢反方向转动粗调节器，直到视野中出现物像为止。

6）调整视野及亮度：若物像不在视野中央，可利用标本推动器将标本片前后左右移动，将物像调至中央（注意：标本片移动方向和物像移动方向相反）。若光线太强或太弱，可慢慢关小或开大光圈，也可配合升降聚光器寻找最合适的亮度。

（2）高倍镜的使用方法

1）在低倍镜下找到物像后，将要放大观察的部分移至视野中央。

2）从侧面注视低倍镜，转动物镜转换器，调换至高倍镜。注意勿让镜头接触标本片。

3）从目镜中进行观察，可见视野中出现不太清晰的物像。调节细调节器，直至获得清晰物像为止（注意：使用高倍镜时不能使用粗调节器，以免载物台上升或者镜筒下降幅度太大，导致标本片或镜头损坏）。使用高倍镜所需光度比低倍镜要强，光线太暗可尝试调节光圈。如果在高倍镜下调节没有观察到物像，需调回低倍镜重做。

（3）油镜的使用方法

1）用高倍镜进行观察，将拟用油镜观察的部分移动到视野中央。

2）转动物镜转换器，将高倍镜移开，眼睛注视侧面，在要观察的标本部位滴1滴香柏油，转动物镜转换器，使油镜镜头浸入油中。

3）将光圈完全打开，从目镜中进行观察，前后调节细调节器，直至视野中出现清晰物像为止。

4）观察完毕后，先升高镜筒或下降载物台，将镜头和标本片分开，然后用擦镜纸沾少许二甲苯，将镜头和标本片上的香柏油轻轻擦净（注意：无盖玻片的标本不能擦拭，以免损坏标本；临时装片因水分较多，不能使用油镜）。

3. 显微镜的保护方法　显微镜是一种精密贵重仪器，使用时应严格遵守操作规程，需要注意以下几点：

（1）取送显微镜时，要双手轻拿轻放。正确的姿势是一手握镜臂，一手托镜座，紧贴前胸，平端平放。切勿斜提和前后摆动，以免目镜等零件脱落。

（2）不能随便取出目镜，以免灰尘落入镜筒，影响观察效果。

（3）光学部分如有不洁，可用擦镜纸擦拭，切不可用手指、手帕或其他纸张擦拭，以免损伤镜头。镜身等其他部位如有灰尘，可用绸布进行擦拭。

（4）切忌水、乙醇、腐蚀性药品等玷污显微镜。

（5）使用显微镜应双眼睁开，两手并用，左眼观察，右眼绘图。

（6）应仔细观察标本片，将有标本的一面向上放置在载物台上，避免出现高倍镜和油镜找不到物像的情况。

（7）观察永久标本，载物台倾斜角度（有倾斜关节的显微镜）不得超过45°；观察临时装片时，需要加盖玻片，不能倾斜载物台。

（8）显微镜使用完毕后，先下降载物台或上升镜筒，取下标本片，放回原处。然后旋转物镜转换器，使每个物镜都不正对通光孔。之后上升载物台或下降镜筒,使物镜接近载物台。将反光镜立起,最后将显微镜各部分擦拭干净,检查零件有无缺损。如有损坏,应立即报告老师。最后将显微镜放回镜箱内。

（二）实验结果

写出显微镜各部分的结构名称。

【实验评价】

1. 总结显微镜的使用方法。
2. 总结显微镜各部分的结构及功能。

（元俊鹏）

实验二　有丝分裂实验观察

【实验目的】

1. 掌握细胞有丝分裂各个时期的形态特征、生物临时制片及生物学绘图的方法。
2. 熟悉显微镜的使用方法。
3. 培养学生精益求精的科学精神。

【实验准备】

1. 器械　光学显微镜、洋葱根尖细胞纵切片、马蛔虫子宫切片、载玻片、盖玻片、玻璃皿、剪刀、镊子、带橡皮头的铅笔、滴管等。

2. 物品　香柏油、二甲苯、固定液（甲醇：冰乙酸＝3：1）、95% 乙醇、1mol/L 盐酸、改良苯酚品红染液、蒸馏水、擦镜纸、吸水纸等。

3. 环境　医学遗传学实验室。

【实验学时】

2 学时。

【实验方法与结果】

（一）实验方法

1. 植物细胞有丝分裂的观察　取洋葱根尖细胞有丝分裂纵切片标本,先用肉眼找到根尖部位,然后放在低倍镜下观察,慢慢移动标本片,找到根尖分生区。分生区细胞排列紧密,略呈正方形,染色较深。选择分裂细胞最多的部分移至视野中央。调换高倍镜,寻找不同时期的细胞并观察其形态特点。

（1）间期:细胞核较小,呈圆形,核膜清晰,核仁明显,核内染色质分布均匀,染色较细胞质深。

（2）前期:细胞核较间期膨大,核内染色质逐渐螺旋化,缩短变粗,形成具有一定形态和结构的染色体。染色体交织在一起散乱分布,核膜、核仁逐渐消失。

（3）中期:在纺锤丝的牵拉下,染色体移向细胞的中央,其着丝粒排列在赤道面部位,染色体臂达到最短最粗,呈粗线状或短棒状。

（4）后期:每条染色体从着丝粒处纵裂为二,姐妹染色单体分离,形成两组染色体。在纺锤丝的牵引下,两组染色体分别移向细胞的两极。

（5）末期:达到细胞两极的染色体逐渐解螺旋为染色质,纺锤体消失,核膜、核仁逐渐出现,一个细胞里出现两个细胞核,其间隐约出现细胞板,逐步形成细胞壁,细胞一分为二。

2. 动物细胞有丝分裂的观察　马蛔虫受精卵有丝分裂各期特点与洋葱根尖细胞基本相同。取马蛔虫子宫切片标本片,放在低倍镜下观察,视野中可见许多近卵圆形的、处于不同分裂时期的受精卵细胞。细胞外包裹着透明的卵壳,细胞与卵壳之间的腔称为卵壳腔。调换高倍镜,仔细辨认马蛔虫受精卵的不同分裂期。

（1）前期:中心粒分裂为二,分别移向细胞两极,逐渐形成纺锤体。染色质缩短变粗形成染色体,核膜、核仁逐渐消失。

（2）中期:染色体排列在细胞赤道面上,此时的染色体形态最典型。从细胞侧面观察,可见染色体在赤道面上排列成一条线;从细胞极面观察,可见染色体排列如菊花状,染色体数目很清楚。

（3）后期:每条染色体从着丝粒处纵裂为二,在纺锤丝的牵引下分别移向细胞的两极,细胞膜在赤道面开始凹陷。

（4）末期:细胞两极的染色体逐渐解旋形成染色质,核膜、核仁出现,重新形成 2 个细胞核,细胞膜的凹陷逐渐加深,最后形成两个子细胞。

3. 洋葱根尖细胞有丝分裂临时标本的制备及观察

（1）取材:选择培养好的洋葱根尖,剪取根尖 1cm,取材时间以上午 10 ~ 11 时为宜。

（2）固定:将取下材料立刻投入固定液(甲醇∶冰乙酸 =3∶1)中固定 2 ~ 3h。

（3）漂洗:将固定好的材料放入 95% 乙醇中漂洗 1 ~ 2 次,以洗去附着在根尖上的固定液。

（4）解离:将漂洗完毕的洋葱根尖放入盛有 1mol/L 盐酸的玻璃皿中水解 10 ~ 15s,以溶解细胞间的中胶层,在压片时让细胞易于分散。

（5）低渗:将材料用水反复清洗后放入蒸馏水中低渗 30s,让细胞膨大,染色体充分散开。

（6）染色:取根尖末端乳白色部分置于载玻片上,滴入改良苯酚品红染液进行染色。

（7）压片:轻轻盖上盖玻片,用吸水纸吸取多余的水分。然后用左手手指压住盖玻片,右手用铅笔的橡皮头端轻柔而均匀地敲盖玻片,使得细胞均匀分散。注意不能用力过猛,以免盖玻片破碎。

（8）观察:将制作好的洋葱根尖细胞切片放到显微镜下仔细观察,寻找根尖细胞有丝分裂的各个时期。

（二）实验结果

1. 绘制洋葱根尖细胞有丝分裂各个时期的形态简图,并标明各个时期及主要结构名称。

2. 绘制马蛔虫受精卵细胞有丝分裂各个时期的形态简图,并标明各个时期及主要结构名称。

【实验评价】

1. 总结动植物细胞有丝分裂的区别。

2. 总结洋葱根尖细胞有丝分裂临时标本的制备步骤及注意事项。

（元俊鹏）

实验三　减数分裂教学视频观看

【实验目的】

1. 掌握减数分裂的过程及不同时期的形态特征、生物绘图的方法。

2. 培养学生的合作能力。

【实验准备】

1. 器械　音像播放设备等。

2. 物品　减数分裂教学视频、减数分裂教学课件等。

3. 环境　医学遗传学实验室。

【实验学时】

2学时。

【实验方法与结果】

（一）实验方法

1. 回顾理论课细胞减数分裂的过程　教师利用减数分裂教学课件,与学生一同回顾减数分裂的发生过程,复习已学知识,有助于接下来观看减数分裂教学视频。

2. 教师介绍实验内容和注意事项　观看减数分裂教学视频前,教师简单介绍教学视频的内容,提示学生在观看教学视频时要多思考,不明白的地方可简单记录,以便观后讨论。

3. 学生观看减数分裂教学视频　学生认真观看减数分裂教学视频,记录教学视频要点,并对有疑惑的地方简单备注,以便观后讨论。

4. 归纳总结　减数分裂教学视频观看结束后,请学生总结减数分裂的过程及各时期的染色体变化特点,再由教师进行总结。减数分裂包括减数分裂Ⅰ和减数分裂Ⅱ。

（1）减数分裂Ⅰ:包括前期Ⅰ、中期Ⅰ、后期Ⅰ和末期Ⅰ四个时期。

1）前期Ⅰ:此期历时较长,染色体的行为变化也比较复杂,可分为5个不同时期。①细线期:细胞核内染色体呈细丝状,缠绕成团,难以分辨。②偶线期:同源染色体开始通过联会形成二价体。③粗线期:完成联会的染色体缩短变粗,同时可见姐妹染色单体,从而形成四分体。同源非姐妹染色单体之间出现交叉现象。④双线期:同源染色体之间出现交叉端化,同源染色体从着丝粒处开始分离,但交叉部位仍连在一起。⑤终变期:染色体进一步缩短变粗,核膜、核仁消失。

2）中期Ⅰ:各四分体排列在赤道面上,纺锤体形成。

3）后期Ⅰ:联会的同源染色体分开,分别向细胞两极移动,每一极分别有一组染色体。

4）末期Ⅰ:染色体移至细胞两极,形成染色质,核膜、核仁重现,胞质分裂形成2个子细胞。

（2）减数分裂Ⅱ:过程与有丝分裂过程基本相似,包括前期Ⅱ、中期Ⅱ、后期Ⅱ和末期Ⅱ四个时期。

5. 比较减数分裂和有丝分裂的异同　组织学生分组讨论,比较减数分裂和有丝分裂的异同点,最后由教师总结归纳。

（二）实验结果

1. 绘制减数分裂各个时期的染色体变化简图,并注明各个时期的名称。

2. 列表比较减数分裂和有丝分裂的异同。

【实验评价】

1. 总结减数分裂和有丝分裂过程的异同点。

2. 总结减数分裂Ⅰ染色体的变化特征。

（元俊鹏）

实验四　人类 X 染色质实验观察

【实验目的】

1. 掌握 X 染色质的制备方法、形态特征及临床意义。

2. 培养学生严谨求实的科学态度。

【实验准备】

1. 器械　显微镜、镊子等。

2. 物品　吸水纸、扁牙签、一次性纸杯、载玻片、盖玻片、擦镜纸、95% 乙醇溶液、45% 乙酸、改良苯酚品红染液、固定液（甲醇∶冰乙酸 =3∶1）。

3. 环境　医学遗传学实验室。

【实验学时】

2 学时。

【实验方法与结果】

（一）实验方法

1. 取材　取一干净载玻片，用记号笔标记；漱口，尽可能除去口中杂物。用扁牙签钝头在口腔的颊部刮取，弃去第一次得到的刮取物，在同一部位继续稍微用力反复刮取（取得深层的表皮细胞），将得到的细胞涂在干净的载玻片上（要求载玻片非常干净），涂抹范围约一张盖玻片大小。

2. 固定　滴加 1～2 滴固定液于涂抹的材料上，等待其干透。

3. 染色　干后滴加 1 滴改良苯酚品红染液，染色 3～5s。注意染色过程中不要使其干透。

4. 压片　加盖玻片，覆以吸水纸，用手指压后镜检。

5. 观察　先在低倍镜下找到口腔黏膜上皮细胞，调至视野中央，换高倍镜观察。

（二）实验结果

低倍镜下典型的口腔黏膜上皮细胞特点：核质网状或颗粒状分布，核较大；核膜清晰，核无缺损；染色适度，无深色大颗粒；周围无杂质。

X 染色质为结构致密、轮廓清楚、长约 $1\mu m$ 的染色小体，常附着于核膜边缘或靠近内侧，形状呈三角形、卵圆形、短棒形。X 染色质又称巴氏小体，正常女性口腔黏膜上皮细胞巴氏小体的检出率一般为30%～50%。

【实验评价】

1. 观察 50～100 个女性口腔黏膜上皮细胞，同时观察 50～100 个男性口腔黏膜上皮细胞作为对照，分别计算 X 染色质细胞的百分比。将观察数据填入实验表 4-1。

实验表 4-1　X 染色质观察结果

分类统计	女性	男性
具有巴氏小体的细胞数		
全部细胞数		
百分比		

2. 观察并选择绘制2~3个典型细胞,并标注出X染色质的形态、部位及细胞各部位的名称。

3. 为什么正常女性有巴氏小体而正常男性没有?

（元俊鹏）

实验五　人类遗传病系谱分析

【实验目的】

1. 掌握单基因遗传病的五种遗传方式及其特点、系谱分析的基本方法和步骤。

2. 培养和训练学生综合分析的能力。

【实验准备】

1. 器械　直尺、铅笔等。

2. 物品　单基因遗传病系谱、实验报告纸、教学课件。

3. 环境　医学遗传学实验室。

【实验学时】

2学时。

【实验方法与结果】

（一）系谱分析的一般过程

1. 通过询问、体格检查、实验室检查、收集家族史及婚育史等,明确诊断是否为单基因遗传病。

2. 根据调查情况,绘制家族系谱。

3. 利用单基因遗传病特点进行系谱分析

（1）根据系谱中某一性别的患者是否远多于另一性别的患者,或有无交叉遗传现象,区分是常染色体遗传还是性染色体遗传。

（2）根据有无连续遗传现象,区分是显性遗传还是隐性遗传。

（3）通过系谱特征检验,确定遗传方式,得出最终结论。

（二）分析下列系谱

判断下列各系谱中单基因遗传病的遗传方式,并说明判断依据,写出先证者及其父母的可能基因型（实验图5-1~实验图5-5）。

1. 系谱一（实验图5-1）

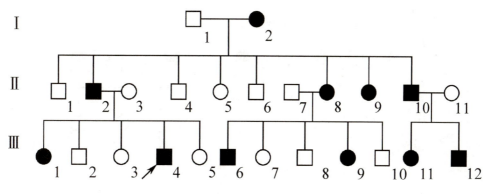

实验图 5-1　系谱一

2. 系谱二（实验图5-2）

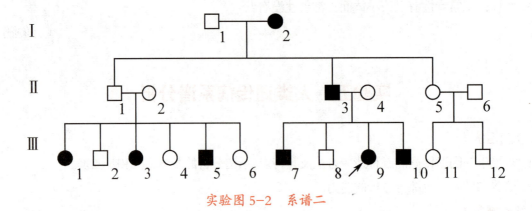

实验图 5-2　系谱二

3. 系谱三（实验图5-3）

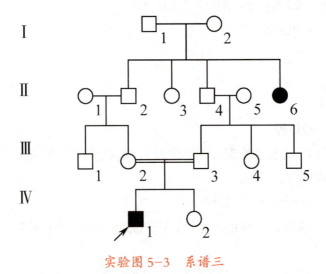

实验图 5-3　系谱三

4. 系谱四（实验图5-4）

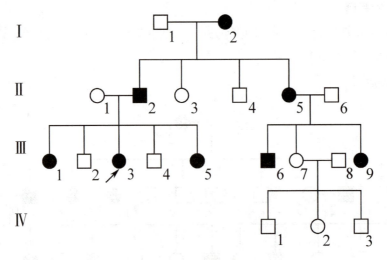

实验图 5-4　系谱四

178

5. 系谱五（实验图 5-5）

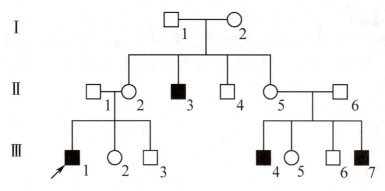

实验图 5-5　系谱五

（三）根据资料绘制系谱并回答问题

1. 某夫妇生有一个苯丙酮尿症男孩,他们听说该病是遗传病后前来咨询。家庭情况:患儿的祖父母、外祖父母均正常;患儿的父母、叔叔、伯父、姑姑也正常;患儿的一个哥哥、两个姐姐也正常;患儿叔叔的一子和患儿姑妈的一女结婚后,其子女中一女为苯丙酮尿症患者,另一子一女都正常。

分析上述苯丙酮尿症的系谱:

（1）绘出系谱并分析遗传方式。判断的主要依据是什么?

（2）写出先证者的基因型。

（3）患儿叔叔的一子和患儿姑妈的一女结婚后,计算其子女发病的风险率。

2. 某女性患者,症状表现为血尿、腰痛、耳聋、白内障,尿培养致病菌阳性,诊断为遗传性肾炎。患者姐弟四人,弟弟正常,妹妹和姐姐均有此病;父亲患病,母亲表型正常,大姑和祖母也患病,叔叔和小姑正常;患者姐姐生育三女一男,其中一男一女也是患者。

分析上述遗传性肾炎的系谱:

（1）绘出系谱并分析遗传方式。判断的主要依据是什么?

（2）该患者随机婚配,其后代患该病的风险如何?

（3）该患者弟弟随机婚配,其子女患该病的风险如何?

【实验评价】

简述单基因遗传病各种遗传方式的特点。

（元俊鹏）

实验六　人类染色体观察与核型分析

【实验目的】

1. 掌握人类染色体的形态数目和分组特征,正常人体细胞非显带染色体核型分析的方法。

2. 培养学生团结协作和探索创新的能力。

【实验准备】

1. 器械　直尺、剪刀、镊子。

2. 物品　正常人外周血淋巴细胞有丝分裂中期非显带染色体图片、胶水等。

3. 环境　医学遗传学实验室。

2 学时。

【实验方法与结果】

1. 染色体观察　取同一细胞的两张图片（实验图 6-1），一张贴在报告纸上方中央，观察另一张图片中染色体的大小和形态。依据染色体的长度和着丝粒的位置，人类的 23 对染色体归类如下：

A 组：1～3 号；

B 组：4～5 号；

C 组：6～12 号；

D 组：13～15 号；

E 组：16～18 号；

F 组：19～20 号；

G 组：21～22 号；

性染色体：XX 或 XY。

2. 染色体测量　目测图片上每条染色体长度，按长短顺序初步编号，用铅笔标在每条染色体旁边。用直尺逐个测量每条染色体长臂长和短臂长，计算总长度（长臂长 + 短臂长）。有随体的染色体，其随体长度和次缢痕长度可计入全长，也可不计入，但必须加以说明。换算出各条染色体的实际（绝对）长度、臂比及着丝粒指数。

$$臂比 = 长臂长度 / 短臂长度$$

$$着丝粒指数 = 短臂长度 \times 100 / 染色体全长$$

3. 配对　将同源染色体配对。配对的依据：染色体是否相等，臂比是否相等，随体的有无和大小。

4. 排列　按上述标准及计算结果，将图片上的染色体剪下配对，重新编号。着丝粒排在同一水平线上，短臂在上，长臂在下，性染色体单独排列。排列好后进行分析比较，确定其核型是否正常。

5. 粘贴　将已配对编号的染色体按编号顺序依次粘贴在核型分析报告的相应位置。

【实验评价】

1. 完成实验表 6-1。

2. 填写核型分析报告。

实验表 6-1　人类染色体分析数据

染色体序号	实测长度 /mm				染色体序号	实测长度 /mm			
	长臂	短臂	臂比	着丝粒指数		长臂	短臂	臂比	着丝粒指数
1					13				
2					14				
3					15				
4					16				
5					17				
6					18				
7					19				
8					20				
9					21				
10					22				
11					23				
12					24				

（元俊鹏）

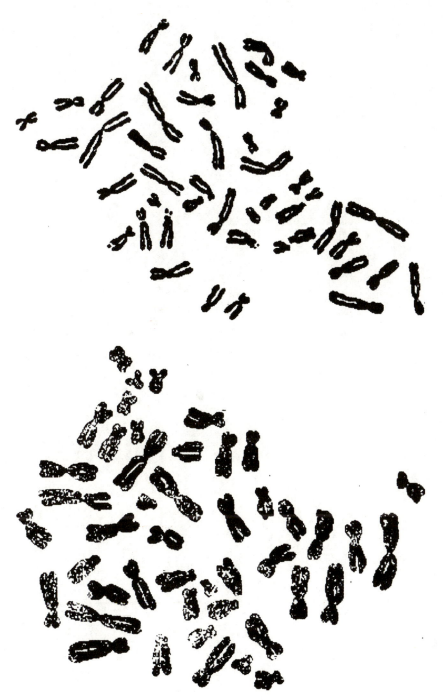

实验图 6-1　人类非显带染色体
上为男性,下为女性。

核型分析报告

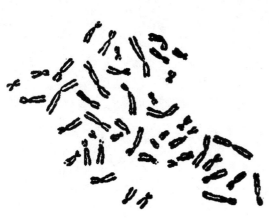

人类非显带染色体（男性）

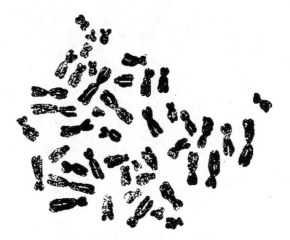

人类非显带染色体（女性）

A ············将着丝粒排在此线上············   B ·····································

C ···

D ·····································   E ·····································

F ·····································   G ·····································

性染色体 ·····································

核型：_____

报告者：_____   报告日期：_____

实验七　人类皮纹观察与分析

【实验目的】

1. 熟悉皮纹的印取方法。
2. 初步了解皮纹的分析方法。
3. 培养学生求真务实的科学态度。

【实验准备】

1. 器械　放大镜、方盘、海绵垫、印台板、直尺、量角器、铅笔等。
2. 物品　印油、白纸、纱布等。
3. 环境　医学遗传学实验室。

【实验学时】

2学时。

【实验方法与结果】

（一）实验方法

1. 皮纹的印取　把海绵垫放入方盘,取适量印油倒入海绵垫上,用纱布涂抹均匀。将白纸平铺于印台板上,放置于实验桌上。皮纹印取对象洗净双手并擦干。

（1）掌纹的印取:将全掌按在海绵垫上,使掌面获得均匀的印油(勿来回涂抹,以免掌面粘上过多印油,影响掌纹取印)。先将掌腕线放在白纸上,五指自然分开,从后向前依次将掌、指轻轻放下。另一只手可适当用力按压手背,尽量使全掌的各部分均匀地印在白纸中央。提起手掌时,应先将指头翘起,然后是掌和腕面。这样便可获得满意的全掌皮纹(注意:取印时不可加压过重,不可移动手掌或白纸,以免皮纹重叠或模糊不清)。皮纹印取对象需左右手轮换印取掌纹。

（2）指纹的印取:采用滚动法印取指纹。将印好掌纹的白纸移至桌边,然后在对应的手掌下方取指尖纹。左右手(指号1、2、3、4、5分别为拇指、示指、中指、无名指和小指),取印的指头伸直,其余四指弯曲,逐次由外向内滚转,以确保将指尖两侧的皮纹都印上。滚转时用力轻而均匀,指纹才能清晰。切勿来回滚动,以免图像重叠。若不清晰,需洗净手后重印。

2. 皮纹的分析

（1）指纹的分析:手指末端腹面的皮纹称为指纹。根据纹理走向和三叉点的数目,可将指纹分为弓形纹、箕形纹和斗形纹三种类型。对指纹进行仔细观察,辨别10个手指的指纹类型,并进行记录。

（2）掌纹的分析:手掌中的皮纹称为掌纹。观察掌纹的分区情况,找出并在掌纹图上标示出指基三叉点a、b、c、d和轴三叉点t,然后从指基部三叉点a和三叉点d分别画直线与轴三叉点t相连,构成atd角,再用量角器测量角度并记录在掌纹图旁边。我国正常人atd角的平均值为41°。atd角小于45°用t表示,atd角在45°～56°之间用t'表示,atd角大于56°用t″表示。

（3）指嵴纹分析

1）指嵴纹计数:从指纹的中心点到三叉点的连线上所经过的嵴纹数称为嵴纹计数。不同指纹的嵴纹计数是不同的:弓形纹由于没有三叉点,其计数为零;箕形纹的嵴纹计数时,从中心到三叉点绘一条直线,计算直线通过的指嵴纹计数(注意:计数时不要计算起止两点出的嵴纹数);斗形纹有两个三叉点,可得到两个数值,只记录较大数值;双箕斗有两个中心点和三叉点,其嵴纹计数较为复杂,需先分别计算两个中心点与各自三叉点连线所经过的嵴纹数,再计算两中心点连线所经过的嵴纹数,然后将三个数值相加再除以2,其得数即为该指纹的指嵴纹计数。将每个指纹的指嵴纹计数记录在对应指纹的下方。

2)总指嵴数(TFRC):将10个手指嵴纹计数相加,其总和即为总指嵴数。我国男性的总指嵴数平均值为148.8条,女性的平均值为138.5条。计算并记录皮纹印取对象的总指嵴数。

(4)手掌褶纹分析:手掌褶纹包括指褶纹和掌褶纹。指褶纹和掌褶纹是指手掌和手指的关节弯曲活动时所呈现的褶纹,它们虽然不属于皮纹,但其变异与某些遗传病也存在一定的对应关系,因而在临床诊断上具有一定的价值。

1)指褶纹:正常人拇指只有1条指褶纹,其余4指均有2条。

2)掌褶纹:正常人有3条掌褶纹,即远侧横褶纹、近侧横褶纹和大鱼际褶纹。变异的掌褶纹有通贯线、悉尼掌等,与正常人掌褶纹有所区别。

观察皮纹印取对象的手掌褶纹,记录是否出现变异情况。

(二)实验结果

根据对自己印取的皮纹进行分析,并填写实验表7-1。

【实验评价】

1. 总结印取皮纹时的注意事项。

2. 总结分析皮纹时的注意事项。

3. 对自己印取的皮纹进行分析,得出结论。

实验表7-1 人类皮纹观察分析记录表

姓名:　　　　　性别:　　　　　民族:　　　　　年龄:

观察项目		左手					右手				
		拇指	示指	中指	无名指	小指	拇指	示指	中指	无名指	小指
手指	弓形纹										
	箕形纹										
	斗形纹										
	双箕斗										
	指褶纹数										
	指嵴纹计数										
	总指嵴数										
手掌	atd角度										
	掌褶纹										

(元俊鹏)

186

实验八　出生缺陷实地调查（儿童福利院见习）

【实验目的】

1. 了解出生缺陷的概念和分类。
2. 初步掌握常见的出生缺陷各种类型的临床症状。
3. 培养学生人际沟通与分析数据的能力。

【实验准备】

1. 物品　实验记录本、出生缺陷相关文献资料、黑色笔。
2. 环境　儿童福利院。

【实验学时】

2 学时。

【实验方法与结果】

（一）实验方法

1. 了解儿童福利院的基本情况

（1）前往当地儿童福利院，先认真听取负责人对儿童福利院运行的基本情况介绍，对儿童福利院有初步的了解。

（2）参观儿童福利院，实地了解出生缺陷儿在儿童福利院的生活情况。如有条件，可跟护理员进行适当交谈，进一步了解出生缺陷儿的成长情况。

2. 调查儿童福利院现有的出生缺陷类型　出生缺陷又称先天性异常，是指婴儿出生前发生的身体结构、功能、代谢、精神等方面的异常。儿童福利院接收的弃婴很大一部分属于出生缺陷儿。按照实验要求，学生分组进行出生缺陷实地调查。在调查过程中要注意确定出生缺陷的类型，统计每种出生缺陷的发生例数等信息。

3. 分析常见出生缺陷类型的临床表现　对每种出生缺陷病例进行研究讨论，分析各种常见出生缺陷类型的典型临床表现。如有疑问，可查阅文献资料或求助老师等，以获得正确的常见出生缺陷类型的临床表现。

（二）实验结果

填写实验表 8-1。

实验表 8-1　出生缺陷调查报告

被调查人数＿＿＿＿＿＿＿＿　　发生出生缺陷人数＿＿＿＿＿＿＿＿

出生缺陷名称	出生缺陷类型		发生例数	典型临床表现
	形态结构异常	代谢缺陷异常		

出生缺陷名称	出生缺陷类型		发生例数	典型临床表现
	形态结构异常	代谢缺陷异常		

【实验评价】

总结常见的出生缺陷类型及典型的临床表现。

（元俊鹏）

实验九　遗传与优生咨询（优生咨询门诊见习）

【实验目的】

1. 熟悉遗传与优生咨询的一般程序与方法。

2. 对典型病例，能运用遗传学知识做出婚育指导。

【实验准备】

1. 物品　实验记录本、常见遗传病相关文献资料、黑色笔。

2. 环境　优生咨询门诊。

【实验学时】

2学时。

【实验方法与结果】

1. 参观优生咨询门诊，了解人员构成、硬件设施等；听取负责人对优生咨询门诊的介绍，并在实验记录本上记录。

2. 遗传与优生咨询的一般程序

（1）认真填写病历。详细填写按需要印制的遗传病历及系谱，并妥善保存，以备后续咨询应用。详细询问咨询对象的家庭和个人遗传病方面的情况、医疗史、生育史（流产史、死胎史、早产史）、家族史及婚姻史（婚龄、配偶健康状况）、特殊化学物接触及特殊反应情况、年龄、居住地区、民族。收集先证者的家系发病情况，绘制系谱。

（2）对患者进行必要的检查，做出诊断并确定遗传类型。

（3）推算再发风险。一般认为，10%以上为高风险，5%～10%为中风险，5%以下为低风险。

（4）告知咨询者各种可能的选择及优缺点，如产前诊断、不再生育、人工辅助生殖等。

（5）帮助咨询者实施各项选择。

3. 填写咨询记录表格。

4. 注意事项

（1）从事咨询的临床医师应当尊重咨询对象的隐私权，咨询时无关人员不宜在场。

（2）对咨询对象提供的病史、家族史、婚姻史、生育史等信息保密。

（3）遵循知情同意的原则，让咨询对象充分了解检查的目的和必要性。

（4）遵循自主决定的原则，从事咨询的临床医师仅提供建议，而决定权在咨询对象。

（5）为提高咨询的效果，从事咨询的临床医师须注意咨询对象的心理状态，并予以疏导。

【实验评价】

1. 一对表型正常的姨表兄妹准备结婚，双方父母表型正常，但他们的舅表兄患有先天性聋哑（AR），故前来咨询。请用遗传学知识绘制系谱，并回答下列问题：

（1）这对姨表兄妹都是携带者的可能性有多大？

（2）他们婚后生出先天性聋哑患儿的概率是多少？

（3）如果他们均为携带者，婚后生出先天性聋哑患儿的可能性有多大？

2. 某女性曾生育过一个 21-三体综合征患儿，现在再次妊娠，她担心再生同病患儿而前来咨询，应该怎样计算再发风险？

3. 一对表型正常的夫妇生了一个唇裂患儿，他们想再次生育而前来咨询，请为其解答。唇裂的群体发病率为 0.17%，遗传率为 76%。

（元俊鹏）

教学大纲（参考）

一、课程性质

医学遗传学是中等卫生职业教育医学检验技术等专业一门重要的选修课程。本课程主要内容包括遗传的细胞学及分子学基础、遗传的基本规律、人类性状的遗传方式与遗传病、遗传咨询与优生优育等。本课程的主要任务是使学生能够掌握医学遗传学基本理论、知识和技能，奠定专业课程及职业发展基础；培养学生运用医学遗传学基本理论、技能开展遗传咨询、遗传病调查、优生优育宣教的岗位能力，促进学生职业素养、专业能力的形成与可持续发展，为培养相关卫生专业的技术技能人才奠定基础。

二、课程目标

通过本课程的学习，学生能够达到下列要求。

（一）职业素养目标

1. 具有敬佑生命、救死扶伤、甘于奉献、大爱无疆的职业精神和良好的职业道德。

2. 具有良好的法律意识，有在相关岗位从事专业服务求真务实的专业素养。

3. 具有良好人文精神、服务意识和促进健康、服务大众的责任心。

4. 具有团队合作精神和适应工作岗位需要的终身学习、创新发展理念。

5. 具有适应岗位的良好身体素质和健康心理条件，从事专业工作所需要的人际沟通和社会适应能力。

（二）专业知识和技能目标

1. 具备常见人类性状遗传的认识理解、分析应用的基础知识与能力。

2. 能正确判断常见人类遗传病的类别、判断其遗传方式和给出合理化咨询建议。

3. 具备进行遗传病诊断防治、遗传咨询与优生优育等社区卫生宣教能力。

4. 具有能够独立完成医学遗传学常规标本制备与仪器设备的应用能力。

5. 具有生物安全意识和进行遗传与环境等常规质控、二级生物安全实验室运行能力。

6. 具有良好的人际沟通和岗位专业交流能力。

7. 具有岗位相关的专业英语、计算机应用等基础知识和技能。

8. 具有初步的医学专业论文阅读与写作能力。

三、学时安排

教学内容	学时		
	理论	实践	合计
一、绪论	2		2
二、遗传的物质基础	4		4
三、遗传的细胞基础	6	4	10

教学内容	学时		
	理论	实践	合计
四、遗传的分子基础	4		4
五、遗传的基本规律	6		6
六、人类性状的遗传方式与遗传病	6	2	8
七、遗传病的诊断、治疗与预防	2	2	4
八、遗传学与现代医学	2		2
九、遗传咨询与优生优育	2	2	4
十、遗传与环境	2		2
机动			2
合计	36	10	48

四、主要教学内容和要求

单元	教学内容	教学目标			教学活动参考	
		知识目标	技能目标	素养目标	理论	实践
一、绪论	（一）生命的基本概念 1. 生命现象与生物 2. 生物的基本特征 （二）人类遗传疾病概述 1. 遗传病的概念及其特征 2. 遗传病的分类 3. 遗传病对人类的危害 4. 遗传与环境因素在人类疾病发生中的作用 （三）医学遗传学概述 1. 医学遗传学的概念 2. 人类的遗传研究与医学遗传学发展 3. 学习医学遗传学的重要意义	了解 熟悉 熟悉 了解 熟悉 了解 掌握 了解 熟悉		尊重生命 崇尚科学 文化自信 服务意识	2	
二、遗传的物质基础	（一）核酸的结构与遗传变异 1. 核酸的基本概念 2. 核酸的分子结构 3. DNA 的结构与功能 4. RNA 的结构与功能 5. 核酸与遗传变异	了解 熟悉 掌握 掌握 熟悉		科学精神	4	

单元	教学内容	教学目标			教学活动参考	
		知识目标	技能目标	素养目标	理论	实践
二、遗传的物质基础	（二）蛋白质的结构与遗传变异					
	1. 蛋白质的基本概念	掌握				
	2. 蛋白质的分子结构	熟悉				
	3. 蛋白质与遗传变异	熟悉		尊重生命		
	（三）酶的结构与遗传变异					
	1. 酶的结构与作用特点	掌握				
	2. 酶异常与疾病的发生	熟悉		服务意识		
三、遗传的细胞基础	（一）非细胞形态生命				6	
	1. 类病毒的一般形态与结构功能	了解				
	2. 病毒的一般形态与结构功能	熟悉		服务奉献		
	（二）原核细胞的一般形态结构与功能					
	1. 原核细胞的一般形态结构	熟悉				
	2. 原核细胞的功能	熟悉				
	（三）真核细胞的基本结构与功能			科学探究		
	1. 细胞膜	掌握				
	2. 细胞质	掌握				
	3. 细胞核	掌握				
	4. 细胞的整体性	熟悉				
	（四）人类染色体					
	1. 染色体的形态结构	熟悉				
	2. 染色体的类型	熟悉				
	3. 人类性染色质	掌握				
	4. 染色体损伤	了解				
	（五）细胞增殖周期与有丝分裂					
	1. 生物生殖的概念及类型	熟悉				
	2. 细胞周期的概念	掌握				
	3. 细胞周期的调控	熟悉				
	4. 有丝分裂的过程与意义	掌握		服务意识		
	（六）细胞分化与干细胞					
	1. 细胞分化	熟悉				
	2. 干细胞	熟悉				
	（七）细胞的衰老与死亡			奉献精神		
	1. 细胞衰老	熟悉				
	2. 细胞死亡	熟悉				
	（八）减数分裂与人类配子发生					
	1. 减数分裂的概念与特征	掌握				
	2. 减数分裂的过程与意义	掌握				

单元	教学内容	教学目标			教学活动参考	
		知识目标	技能目标	素养目标	理论	实践
三、遗传的细胞基础	3. 配子的发生 4. 受精卵的形成过程 5. 有性生殖的生物学意义 6. 生命的个体发育	熟悉 熟悉 了解 熟悉		敬畏生命		
	实验1　显微镜的结构与使用 实验2　有丝分裂实验观察 实验3　减数分裂教学视频观看 实验4　人类X染色质实验观察		能 会 会 会	服务意识 科学精神		4
四、遗传的分子基础	（一）基因的概念与结构 1. 基因的概念 2. 基因的结构 （二）基因的功能 1. 基因的复制 2. 基因的表达 3. 基因表达的调控 （三）人类基因组 1. 细胞核基因组 2. 线粒体基因组 3. 人类基因组计划与基因组学 4. 人类基因组研究展望 （四）基因的突变 1. 基因突变的概念及特点 2. 基因突变的诱发因素 3. 基因突变的类型 4. 基因突变的后果 5. 基因突变的形式、突变热点与基因诊断	 掌握 掌握 熟悉 熟悉 了解 了解 了解 了解 了解 掌握 熟悉 掌握 熟悉 熟悉		民族自豪感	4	
五、遗传的基本规律	（一）常用遗传学术语及符号 1. 常用遗传学术语 2. 常用遗传学符号 （二）分离定律 1. 一对相对性状的豌豆杂交实验 2. 对杂交实验的遗传分析 3. 分离定律 （三）自由组合定律 1. 两对相对性状的豌豆杂交实验	 熟悉 熟悉 了解 熟悉 掌握 了解		科学态度 科学精神	6	

单元	教学内容	教学目标			教学活动参考	
		知识目标	技能目标	素养目标	理论	实践
五、遗传的基本规律	2. 对杂交实验的遗传分析 3. 自由组合定律 （四）连锁定律 1. 连锁与互换的果蝇杂交实验 2. 对杂交实验的遗传分析 3. 连锁定律	熟悉 掌握 了解 熟悉 掌握				
六、人类性状的遗传方式与遗传病	（一）单基因遗传与单基因遗传病 1. 常染色体显性遗传 2. 常染色体隐性遗传 3. X连锁显性遗传 4. X连锁隐性遗传 5. Y连锁遗传 （二）分子病与遗传性酶病 1. 分子病 2. 遗传性酶病 （三）多基因遗传与多基因遗传病 1. 质量性状和数量性状 2. 多基因遗传的特点 3. 多基因遗传病 （四）人类染色体与染色体病 1. 人类染色体的核型 2. 染色体畸变 3. 染色体病 （五）线粒体遗传病 1. 线粒体DNA的遗传特征 2. 线粒体基因突变的类型 3. 线粒体遗传病 （六）体细胞遗传病	 掌握 掌握 掌握 掌握 熟悉 了解 了解 掌握 熟悉 了解 掌握 熟悉 了解 了解 了解 了解 了解		尊重患者 科学态度 尊重患者	6	
	实验5　人类遗传病系谱分析 实验6　人类染色体观察与核型分析		会 会	科学精神 科学精神		2
七、遗传病的诊断、治疗与预防	（一）遗传病的诊断 1. 遗传病的临床诊断 2. 系谱分析 3. 细胞遗传学检查 4. 生化检查 5. 基因诊断	 熟悉 熟悉 熟悉 熟悉 熟悉		科学探究	2	

单元	教学内容	教学目标			教学活动参考	
		知识目标	技能目标	素养目标	理论	实践
七、遗传病的诊断、治疗与预防	6. 皮肤纹理分析 7. 产前诊断 8. 其他辅助诊断 （二）遗传病的治疗 1. 手术治疗 2. 药物治疗 3. 饮食治疗 4. 基因治疗 （三）遗传病的预防 1. 遗传病预防的意义 2. 遗传病的预防措施	熟悉 熟悉 了解 了解 了解 了解 了解 熟悉 掌握		服务意识 服务意识		
	实验7　人类皮纹观察与分析 实验8　出生缺陷实地调查（儿童福利院见习）		会 能			2
八、遗传学与现代医学	（一）肿瘤与遗传 1. 肿瘤发生的遗传因素 2. 肿瘤发生的遗传机制 3. 肿瘤的治疗与预防 （二）免疫与遗传 1. 免疫的遗传因素 2. 免疫性疾病的遗传机制 （三）药物与遗传 1. 药物代谢的遗传基础 2. 药物代谢的遗传变异	熟悉 了解 熟悉 了解 了解 熟悉 了解		尊重患者 科学态度 科学态度	2	
九、遗传咨询与优生优育	（一）优生优育 1. 优生学的概念与分类 2. 优生优育的途径与方法 （二）遗传咨询 1. 遗传咨询的概念和意义 2. 遗传咨询的对象与内容 3. 遗传咨询的步骤	掌握 熟悉 掌握 熟悉 熟悉		服务意识 服务意识	2	
	实验9　遗传与优生咨询（优生咨询门诊见习）		能	尊重患者		2
十、遗传与环境	（一）环境是人类生存发展的物质基础 1. 自然环境是人类及生物生存发展的物质基础 2. 生态系统、生态平衡及生态失衡 3. 食物链的基本概念	掌握 熟悉 了解		科学态度	2	

单元	教学内容	教学目标			教学活动参考	
		知识目标	技能目标	素养目标	理论	实践
十、遗传与环境	4. 食物链的生物富集作用 （二）遗传与环境的关系 1. 遗传物质的损伤 2. 遗传与环境	熟悉 了解 熟悉		科学精神		

注："素养目标"一项仅为参考建议，请结合教学实际安排。

五、说明

（一）教学安排

本课程标准主要供医学检验技术专业（也可供医药卫生类其他专业）教学使用，第 2 学期开设，总学时为 48 学时，其中理论教学 36 学时，实践教学 10 学时，机动 2 学时。学分建议为 3 学分。

（二）教学要求

1. 本课程对知识目标的学习要求分为"掌握""熟悉""了解"三个层次。

（1）掌握：是指对基本理论、基本知识等内容具有较系统、深刻的认识，并能综合、灵活地运用所学的知识解决、探究实际问题。

（2）熟悉：是指能够领会概念、原理的基本内涵，解释常见现象。

（3）了解：是指对基本理论、基本知识有一定的认识，对所学的知识要点有较清晰的记忆、理解。

2. 本课程对技能目标的学习要求分为"能"和"会"两个层次。

（1）能：是指能独立、规范地完成实践技能操作、解决实践技能问题或开展相关专业（技能）服务。

（2）会：是指在教师的指导下能初步实施实践技能操作或开展相关专业（技能）服务。

3. 本课程对素养目标的相关要求主要结合实际教学内容、与相关岗位管理规范、学生的专业发展要求等内容，与日常教育教学一体化设计，具体灵活安排。

（三）教学建议

1. 本课程依据医学检验技术专业岗位工作任务、职业能力要求，突出理论实践一体化职业教育特色；注重"课程思政"要求，加强专业素养培养。

2. 根据培养目标、教学内容和学生的实际，并结合相关执业资格考试要求，提倡项目教学、案例教学、任务教学、角色扮演、情境教学等方法。利用校内外实训基地，将学生的自主学习、合作学习和教师引导学习等教学组织形式有机结合。

3. 教学过程中，可通过测验、观察记录、技能考核和理论考试等多种形式对学生的职业素养、专业知识和技能进行综合考评。注重过程性评价与结果性评价相结合、阶段性评价与专业发展要求相结合，注重学生运用知识、技能解决实际问题能力的评价要求，体现评价主体、评价方式、评价过程的多元化，发挥评价结果的积极作用。

参 考 文 献

［1］董小艳,李玉芳.医学遗传学基础［M］.3版.北京:高等教育出版社,2021.

［2］高国全.生物化学［M］.4版.北京:人民卫生出版社,2020.

［3］关晶.细胞生物学和医学遗传学［M］.6版.北京:人民卫生出版社,2019.

［4］左伋.医学遗传学［M］.7版.北京:人民卫生出版社,2018.

［5］刘文芳,于全勇.遗传与优生［M］.北京:人民卫生出版社,2018.

［6］王懿.医学遗传学［M］.北京:人民卫生出版社,2017.

［7］王懿,潘英,李强等.医学遗传学基础［M］.上海:同济大学出版社,2017.

［8］田廷科.医学遗传学［M］.北京:科学技术文献出版社,2017.

［9］赵斌.医学遗传学［M］.4版.北京:科学出版社,2016.

［10］陈竺.医学遗传学［M］.3版.北京:人民卫生出版社,2015.

［11］李强.遗传与优生学基础［M］.南京:江苏凤凰科学技术出版社,2014.

［12］康晓慧.医学生物学［M］.2版.北京:人民卫生出版社,2014.

［13］杜传书.医学遗传学［M］.3版.北京:人民卫生出版社,2014.

［14］叶良兵.医学生物学［M］.南京:东南大学出版社,2014.

［15］陈誉华.医学细胞生物学［M］.5版.北京:人民卫生出版社,2013.